T0130000

#philosophieorientiert

In der Politik, in der Gesellschaft aber auch im Alltäglichen haben wir es immer wieder mit grundsätzlichen Fragen danach zu tun, was man tun soll, was man glauben darf oder wie man sich orientieren sollte. Also etwa: Dürfen wir beim Sterben helfen?, Können wir unseren Gefühlen trauen?, Wie wichtig ist die Wahrheit? oder Wie viele Flüchtlinge sollten wir aufnehmen? Solche Fragen lassen sich nicht allein mit Verweis auf empirische Daten beantworten. Aber sind die Antworten deshalb bloße Ansichtssache oder eine reine Frage der Weltanschauung? In dieser Reihe zeigen namhafte Philosophinnen und Philosophen, dass sich Antworten auf alle diese Fragen durch gute Argumente begründen und verteidigen lassen. Für jeden verständlich, ohne Vorwissen nachvollziehbar und klar positioniert. Die Autorinnen und Autoren bieten eine nachhaltige Orientierung in grundsätzlichen und aktuellen Fragen, die uns alle angehen.

Weitere Bände in der Reihe
http://www.springer.com/series/16099

Bettina Schöne-Seifert

Beim Sterben helfen –
dürfen wir das?

 J.B. METZLER

Die Autorin
Bettina Schöne-Seifert ist Universitätsprofessorin für Medizinethik in Münster. Sie hat einen fachlichen Hintergrund in Medizin und Philosophie und ist seit vielen Jahren an den ethischen und biopolitischen Debatten zur Sterbehilfe beteiligt.

ISBN 978-3-476-05653-5
ISBN 978-3-476-05654-2 (eBook)
https://doi.org/10.1007/978-3-476-05654-2

Die Deutsche Nationalbibliothek verzeichnet diese Publikation in der Deutschen Nationalbibliografie; detaillierte bibliografische Daten sind im Internet über http://dnb.d-nb.de abrufbar.

J.B. Metzler
© Springer-Verlag GmbH Deutschland, ein Teil von Springer Nature, 2020

Einbandgestaltung: Finken & Bumiller, Stuttgart
Typografie und Satz: Tobias Wantzen, Bremen

J.B. Metzler ist ein Imprint der eingetragenen Gesellschaft Springer-Verlag GmbH, DE und ist ein Teil von Springer Nature
Die Anschrift der Gesellschaft ist: Heidelberger Platz 3, 14197 Berlin, Germany

Inhalt

1

Einstimmung

Diese Abhandlung ist eine knappe Schrift zur Verteidigung von Suizidhilfe. Ihre Argumentation wird auf rechtspolitischer, arztethischer, vor allem aber moraltheoretischer Ebene entwickelt.

Suizidhilfe ist (noch immer) so umstritten, dass es sich lohnt, ihre Befürwortung systematisch zu begründen. Denn aus der hier vertretenen Sicht geht es nicht nur um theoretische Meinungsverschiedenheiten, sondern auch um gravierende praktische Folgen: um Tabuisierungen und Verbote, die Leid verursachen und moralische Rechte verletzen.

Die Frage danach, wie Unterstützung bei der Verwirklichung eines Suizidwunsches ethisch zu beurteilen und rechtspolitisch zu regeln ist, berührt zahlreiche Aspekte menschlichen Lebens und Zusammenlebens: unser Verhältnis zum Tod, unsere Vorstellungen von einem gelingenden Leben, die Rolle und Verantwortung von Nahestehenden, Ärzten* und Gesellschaft gegenüber Sterbewilligen und nicht zuletzt Bedeutung und Grenzen individueller Selbstbestimmung. Sie berührt überdies Grundfragen ethischer und rechtsphilosophischer Rechtfertigung und Differenzierung. Sehr vieles von dem kann im Folgenden nicht tiefergehend behandelt werden. Aber keinesfalls kann man die Problematik von Suizidhilfe losgelöst von anderen (im Vergleich gesellschaftlich mehr oder weniger akzeptierten) Formen von

---

* Im Folgenden verwende ich, um der besseren Lesbarkeit willen, zumeist das generische Maskulinum und spreche also von *Ärzten und Patienten*. Dabei sind jedoch Personen aller Geschlechter gemeint.

J.B. Metzler © Springer-Verlag GmbH Deutschland, ein Teil von Springer Nature, 2020
B. Schöne-Seifert, *Beim Sterben helfen – dürfen wir das?*, https://doi.org/10.1007/978-3-476-05653-5_1

Sterbehilfe betrachten – und auch nicht losgelöst davon, unter welchen sozialen, politischen, medizinischen Rahmenbedingungen wir gegenwärtig leben: daher die Breite der Titelfrage, deren »wir« uns als Gesellschaft anspricht.

Zwischen Beginn und Fertigstellung dieses Textes hat ein wichtiges Ereignis gewiss nicht nur meinen Blick auf seine Thematik deutlich verändert – nämlich das Suizidhilfe-Urteil des deutschen Bundesverfassungsgerichts vom Februar 2020. Dieses Urteil erklärt die Neukriminalisierung »geschäftsmäßiger« Suizidhilfe für nichtig, die der Deutsche Bundestag gut vier Jahre zuvor verabschiedet hatte. Was wie ein Randdetail der Rechtspolitik aussehen mag, ist in Wahrheit ein regelrecht epochales Urteil. Es konstatiert nämlich einen grundrechtlichen Anspruch freiverantwortlich handelnder Bürger, selbstbestimmt über ein Beenden ihres Lebens zu entscheiden. Dazu gehöre auch das Recht, angebotene Suizidhilfe in Anspruch zu nehmen, und zwar nach einschlägigen Passagen des Urteils ohne Bindung an bestimmte Beweggründe und Situationen wie etwa das Leiden an unheilbarer Krankheit. Damit buchstabiert das Gericht ein moralisches Neutralitätsgebot staatlichen Rechts im Zusammenhang von Suizidhilfe aus und setzt einen auch in internationaler Hinsicht bemerkenswert liberalen rechtspolitischen Akzent, der sich auf die deutsche Suizidhilfe-Realität deutlich auswirken wird.

Allerdings erhob sich schon wenige Tage nach der Verkündung des Urteils neben vielen zustimmenden Kommentaren deutschlandweit auch ein Sturm der Empörung über die angebliche Verherrlichung von Selbstbestimmung auf Kosten von Lebensschutz und Menschlichkeit. Der Vorsitzende des Deutschen Ethikrats etwa sprach von einem »völlig überhöhten Autonomiebegriff«, demgegenüber Lebensschutz nichts mehr wiege (Dabrock 2020). Vor diesem Hintergrund also und weil der Gesetzgeber nun neue Suizidhilfe-Regelungen formulieren wird, möchten die im Folgenden dargelegten Überlegungen einen Diskussionsbeitrag leisten.

Wichtiger noch ist ein anderer Aspekt: Liberale Ethiker haben seit Jahrzehnten dagegen gekämpft, dass sterbewillige Schwerstkranke zum Weiterleben faktisch gezwungen wurden, weil man ihnen mit ethischen Tabuisierungen, Rechtsverboten und Praxishürden die Möglichkeiten eines erträglich gestalteten absichtlichen Sterbens nahm. Durch das nun erfolgte radikale Einreißen besagter Barrikaden auf verfassungsrechtlicher Ebene wird dieser Kampf, zumindest für Deutschland und seine Sterberegelungen, rechtspolitisch zu einem Teil unnötig. Stattdessen wird die liberale Rechts- und Bioethik ihre Blicke unter anderem darauf konzentrieren müssen, wie genau wir moralisch und rechtspolitisch mit der Unterstützung von freiverantwortlichen Suiziden *ohne* akute schwerste Krankheit – etwa von Präventiv- und Hinfälligkeitssuiziden – umgehen sollen, deren Unterstützung das Verfassungsgericht ebenfalls für prinzipiell geschützt hält.

Nach diesen Vorbemerkungen nun ein Ausblick auf die Chorcographie der Abhandlung: Ihre zentrale These ist die Zulässigkeit von Hilfe bei freiverantwortlichen Suiziden auf moralischer wie rechtspolitischer Ebene – vorrangig zur Abkürzung einer als zu qualvoll erlebten letzten Lebensphase bei schwerer Krankheit; aber auch, wenn der Betroffene dem Fortschreiten einer bestehenden Demenzerkrankung zuvorkommen oder ein subjektiv allzu belastend und mühsam gewordenes Altern nicht fortsetzen möchte.

Das nachfolgende *zweite Kapitel* soll Rüstzeug für die Beantwortung der Titelfrage liefern. Dabei geht es um begriffliche Unterscheidungen sowie um rechtliche Regelungen und gesellschaftliche Bewertungen in kursorischem Überblick. Vor allem aber werden einige ethische Grundprämissen erläutert, die den von mir für plausibel befundenen Zugang zur Sterbehilfe-Debatte prägen.

Das *dritte Kapitel* behandelt die subjektiven Beweggründe von Sterbewilligen und die Beurteilung ihres Todeswunsches von außen. Dabei geht es zunächst um das zentrale und standardmäßige Kriterium der Freiverantwortlichkeit. Bei näherem Hinsehen wird allerdings deutlich, dass zusätzliche Fragen der subjektiven und objektiven Nachvollziehbarkeit auch für liberale Positionen eine zu klärende Rolle spielen.

Das *vierte Kapitel* diskutiert eine Reihe prominenter Einschränkungsargumente in der Debatte um Sterbehilfe-Legitimität. Einige von ihnen – unter anderem ein kruder Zulässigkeitsbonus für das Sterben*lassen*, die unterstellte Bedauerlichkeit jedes Suizids oder die Unvereinbarkeit von Suizidhilfe mit dem ärztlichen Ethos – werden zurückgewiesen; andere zumindest deutlich relativiert.

So gewappnet, diskutiert und bewertet das *fünfte Kapitel* die diversen strittigen Varianten bzw. Kontexte von Sterbehilfe: vom begleiteten Sterbefasten über Suizidhilfe jenseits von Krankheit bis hin zur aktiven Sterbehilfe. Auch wenn aktive Sterbehilfe in Deutschland schon wegen der dunklen Schatten der nationalsozialistischen Massenmorde politisch indiskutabel ist, muss eine systematische Abhandlung zur Sterbehilfe-Ethik auch dazu Stellung nehmen.

Meine Agenda kann im Rahmen dieser Reihe nur in engen Umrissen ausgeführt werden. Da die Literatur zur Sterbehilfe-Ethik außerordentlich umfangreich ist, stehe ich mit meinen Argumenten auf vielen Schultern und kann längst nicht allen kritischen Einwänden gegen die von mir vertretene Position begegnen. Im Vordergrund meiner Überlegungen steht zudem das Bemühen um eine kohärente moralphilosophische Argumentationslinie, die den Verästelungen in (durchaus wichtige) Spezialdebatten nicht nachgehen kann. So beschränke ich mich auf Suizid-/Sterbehilfe bei einwilligungsfähigen Patienten und klammere etwa Sterbehilfe auf der Basis von Patientenverfügungen, Grenzziehungen in der Psychiatrie oder bei Kindern gänzlich aus. Auch zur Sedierung am Lebensende äußere ich mich nicht und auch nicht zu kultur- und philosophiehistorischen Aspekten des Todes von eigener Hand. Wie eingangs betont: Diese Abhandlung kann nur eine knappe philosophische Verteidigungsschrift sein.

Und noch eine letzte Vorbemerkung: Jeder, der über heikle Fragen praxisrelevanter Ethik schreibt, wird sich bewusst, damit vielleicht ein wenig Mitverantwortung für die Wirklichkeit von morgen auf seine Schultern zu laden – und sei diese Verantwortung noch so begrenzt und indirekt. Im Hintergrund des hier behandelten Themas stehen zwei gegenläufige Zukunftssorgen: die Freiheitssorge, dass selbstbestimmtes Sterbendürfen (noch immer) zu schwer gemacht werden könnte, und die

Wohlergehenssorge, dass wir die gesellschaftliche Aufgabe nicht ernst genug nehmen könnten, das Weiterleben im Angesicht von Krankheit und Altern subjektiv so lebenswert wie möglich zu machen.*

* Für viele und wichtige kritische Anmerkungen, Ratschläge und Lektoratshinweise danke ich aus meinem wunderbaren Münsteraner Team: Daniel Friedrich, Chiara Junker, Bettina Milke, Jan-Ole Reichardt, Carolina Schmitt und Silke Tandetzki; meinen Kollegen Dieter Birnbacher, Wolfgang van den Daele, Stefan Huster, Thomas Gutmann, Peter Schaber und Christian Walther sowie – für ihrer beider besonderes Engagement – Thomas Grundmann als Herausgeber und Franziska Remeika vom Verlag J. B. Metzler – und nicht zuletzt meiner geduldigen Familie.

2

Sterbehilfe-Ethik: eine erste Landkarte

Was fällt begrifflich unter Sterbehilfe? Welche Motive und Varianten lassen sich unterscheiden? Wie wird Sterbehilfe in Deutschland und anderswo rechtlich gehandhabt und gesellschaftlich beurteilt? Und nicht zuletzt: Aus welcher ethischen Perspektive wird in dem hier vorliegenden Buch argumentiert und was sind ihre wesentlichen Leitprinzipien? Um solche Rahmenfragen geht es im Folgenden.

2.1 Im Zentrum der ethischen Debatte: Suizidhilfe

Heutzutage müsste kein Patient auf dem Sterbebett Schmerzen leiden, weil das einzig wirksame Medikament seinen Tod um einige Stunden beschleunigen würde. Und niemand darf mit medizinischen Mitteln gegen seinen Willen am Leben erhalten werden. Doch darüber hinaus, wenn es um Suizidhilfe (oder auch aktive Sterbehilfe) geht, wird es ethisch strittig und faktisch restriktiv: Sterbewillige Patienten werden zum Weiterleben genötigt, weil sie eine Selbsttötung alleine nicht bewerkstelligen können, oder dazu, einen einsamen und brutalen Suizid zu begehen. Ist das, ethisch gesehen, richtig geregelt? Nachfolgend drei illustrierende reale Fallbeispiele:

J.B. Metzler © Springer-Verlag GmbH Deutschland, ein Teil von Springer Nature, 2020
B. Schöne-Seifert, *Beim Sterben helfen – dürfen wir das?*, https://doi.org/10.1007/978-3-476-05653-5_2

Fall #1 Urban Grill:

Der Journalist und Autor Bartholomäus Grill hat 2005 in der *ZEIT* geschildert, warum und wie sich sein damals 46-jähriger Bruder Urban im Jahr zuvor in der Schweiz beim Suizid hatte helfen lassen (Grill 2005). Dieser behutsame, takt- und liebevolle Nachruf, auf ausdrückliche Bitte des Toten hin geschrieben, wird auf wenige Leser treffen, die Urban Grills Entscheidung nicht nachvollziehen können. Acht Monate vor seinem Suizid war bei dem Bruder ein fortgeschrittener Mundhöhlenkrebs diagnostiziert worden; es folgten Operationen, Bestrahlung, Chemotherapie – Torturen, die den Krebs nicht am raschen Weiterwuchern hindern konnten. Abmagerung, kein Geschmackssinn mehr, Probleme beim Schlucken, Erstickungsanfälle und Schmerzen. Palliativmedizin, sorgende Freunde und eine liebende Familie. Und dann die schon Monate vorher als Notausgang ins Auge gefasste Reise in die Schweiz, »weil ihm die unheilbare Krankheit keinen Ausweg mehr lässt. Er hat gute Gründe, er hat die besten Gründe.« Dass er diese abkürzende Hilfe nicht zuhause erhalten konnte, dass seine Ärzte ihn kalt hatten abblitzen lassen, fand er falsch und entwürdigend. »Könnte ich nur daheim sterben!« Der zu Tränen rührende Bericht endet mit dem lakonischen Satz: »Über die letzte Reise Urbans ist bis zum heutigen Tag kein einziges böses Wort in der katholischen Heimatgemeinde bekannt geworden.«

Fall #2 Udo Reiter:

Der bekannte Journalist und ehemalige Intendant des Mitteldeutschen Rundfunks hat sich Ende 2014 als 70-Jähriger erschossen. Reiter, der nach einem Unfall in jungen Jahren querschnittsgelähmt war, gehörte zu den Verfechtern eines Rechts auf Suizidhilfe. In einem zu Beginn seines Todesjahrs veröffentlichten Gastbeitrag in der *Süddeutschen Zeitung* formulierte er drastisch:

»Es geht um Menschen, die nicht todkrank sind, aber in freier Entscheidung zu dem Entschluss kommen, nicht mehr weiterleben zu wollen, sei es, weil sie wie Küng den Verlust ihrer Persönlichkeit im Altwerden nicht erleben wollen, sei es, weil sie einfach genug haben und, wie es im ersten Buch Moses heißt, ›lebenssatt‹ sind. Diese Menschen werden in unserer Gesellschaft alleingelassen. Sie müssen sich ihr Ende quasi in Handarbeit selbst organisieren. Das kann nicht so bleiben. Für diese Menschen muss es Notausgänge geben, durch die sie in Würde und ohne sinnlose Qualen gehen können.

Ich möchte das an meinem Beispiel deutlich machen. Ich sitze seit 47 Jahren im Rollstuhl und habe trotzdem ein schönes und selbstbestimmtes Leben geführt. Irgendwann wird es zu Ende gehen. Aber wie? Ich möchte nicht als Pflegefall enden, der von anderen gewaschen, frisiert und abgeputzt wird. Ich möchte mir nicht den Nahrungsersatz mit Kanülen oben einfüllen und die Exkremente mit Gummihandschuhen unten wieder herausholen lassen. Ich möchte nicht vertrotteln und als freundlicher oder bösartiger Idiot vor mich hindämmern. Und ich möchte ganz allein entscheiden, wann es so weit ist und ich nicht mehr will, ohne Bevormundung durch einen Bischof, Ärztepräsidenten oder Bundestagsabgeordneten.

Und wenn ich das entschieden habe, möchte ich mich ungern vor einen Zug rollen oder mir, wie das verschiedentlich empfohlen wird, eine Plastiktüte über den Kopf ziehen, bis ich ersticke. Ich möchte auch nicht in die Schweiz fahren und mich dort auf einem Parkplatz oder in einem Hotelzimmer von Mitarbeitern der Sterbehilfe Exit einschläfern lassen. Ich möchte bei mir zu Hause, wo ich gelebt habe und glücklich war, einen Cocktail einnehmen, der gut schmeckt und mich dann sanft einschlafen lässt.« (Reiter 2014)

In Reiters in Auszügen öffentlich verlesenem Abschiedsbrief hieß es:»Nach fast 50 Jahren im Rollstuhl haben meine körperlichen Kräfte in den letzten Monaten so rapide abgenommen, dass ich demnächst mit dem völligen Verlust meiner bisherigen Selbständigkeit rechnen muss [...]. Parallel dazu beobachte ich auch ein Nachlassen meiner geistigen Fähigkeiten, das wohl kürzer [sic] oder später in einer Demenz enden wird. Ich habe mehrfach erklärt, dass ein solcher Zustand nicht meinem Bild von mir selbst entspricht und dass ich nach einem trotz Rollstuhl selbstbestimmten Leben nicht als ein von Anderen abhängiger Pflegefall enden möchte. Aus diesem Grund werde ich meinem Leben jetzt selbst ein Ende setzen.« (Tolmein 2014)

Reiters Position und Suizid stießen damals auf sehr gespaltene öffentliche Reaktionen (vgl. Müntefering 2014).

Fall #3 André und Dorine Gorz:
Der renommierte jüdisch-österreichisch-französische Sozialphilosoph und Publizist, Mitbegründer des *Nouvel Observateur*, hat sich 2007 im Alter von 86 Jahren gemeinsam mit seiner schwerkranken Ehefrau Dorine getötet. Im Jahr zuvor hatte er in einem langen anrührenden Liebesbrief, dem in Deutschland wenige Tage vor dem Doppelsuizid veröffentlichten *Brief an D*, diesen Plan bereits anklingen lassen: Nicht allein wolle er seine jahrzehntelange Gefährtin gehen lassen, sondern gemeinsam mit ihr aus dem Leben scheiden. Da heißt es zu Beginn: »Du wirst zweiundachtzig. Du bist sechs Zentimeter kleiner geworden, du wiegst nur noch fünfundvierzig Kilo, und immer noch bist du schön, graziös und begehrenswert. Seit achtundfünfzig Jahren leben wir nun zusammen, und ich liebe dich mehr denn je. Erst kürzlich habe ich mich erneut in dich verliebt, [...]« Und etwa achtzig Seiten später: »Ich will nicht bei Deiner Einäscherung dabei sein; ich will kein Gefäß mit Deiner Asche erhalten.« Und schließlich: »Jeder von uns möchte den anderen nicht überleben müssen.« (Gorz 2007, 5 und 83 f.)

Diese drei Fälle sind so gewählt, dass sie – zumindest als konkrete Einzelfälle – allesamt mit Respekt rechnen können, in unterschiedlichem Maße wohl auch mit Mitleid oder Zustimmung. Es sind Fälle, die veranschaulichen, worum es den Befürwortern von Suizidhilfe geht. *Urban Grill* musste dafür *contre cœur* in die Schweiz fahren, weil er keinen deutschen Arzt hatte, der ihm zu helfen bereit war. *Udo Reiter* musste sich mit einer Pistole erschießen, deren illegaler Besitz und rechter Gebrauch etlichen vergleichbar Verzweifelten nicht zuzumuten sein dürfte. *André Gorz* schließlich muss jemanden gekannt haben, der ihm zu dem Gift verhalf, mit dem er und seine Frau sich das Leben nehmen konnten.

Manche Kritiker einer gesellschaftlich akzeptierten Suizidhilfe-Praxis tadeln das Argumentieren mit anrührenden Fallbeispielen, das von den Gefahren einer verallgemeinernden Regelung absehe und ablenke. Ich werde später darauf zurückkommen, da sich die Perspektiven auf Einzelfälle und auf eine ›Praxis‹ (verstanden als geregelter Umgang mit vielen Fällen) tatsächlich maßgeblich unterscheiden. Fürs Erste aber sollen die skizzierten Fälle lediglich als Ausgangsbasis dienen – zum einen, um die Stoßrichtung derer zu veranschaulichen, die Suizidhilfe unter bestimmten Umständen für ethisch zulässig oder sogar geboten halten (meine eigene Position); zum anderen, um anhand dieser Beispiele relevante Aspekte zu diskutieren, in denen sich Einzelfälle und verallgemeinernde Praxis-Bedingungen unterscheiden können.

Genau betrachtet haben die drei Beispielfälle indirekt mit den Entwicklungen der modernen Medizin zu tun, weil ihre Protagonisten länger und anders gelebt haben, als sie es in früheren Zeiten gekonnt hätten. Aber in keinem der drei Beispiele entsteht der Sterbewunsch gewissermaßen als Schattenseite der modernen Medizin. Im Gegenteil. Für viele Leidende liegt das anders, dann nämlich, wenn es um tödliche Entscheidungen in direktem Gefolge der modernen Medizin geht. Deren rasanter (und hoffentlich anhaltender) Fortschritt, wie wir ihn insbesondere seit den 1960er Jahren erleben, hat mit dem Einzug von Intensivmedizin, hochwirksamen Medikamenten und vielen anderen Eingriffsmöglichkeiten unzählige Leben gerettet, Krankheiten geheilt, Leiden gemildert. Zugleich allerdings tragt dieser Segen dazu bei, dass Patienten häufiger als früher in die Situation geraten, sich ihren eigenen Tod zu wünschen. So überleben viele Menschen nach Unfällen und Erkrankungen, an denen sie in früheren Zeiten gestorben wären, in einem körperlich oder geistig stark reduzierten Zustand. Zahlreiche Patienten erleben am Ende ihres Lebens Phasen des Leidens, des Siechtums, der krankheitsbedingten Eingeschränktheit und Pflegebedürftigkeit, wie sie unseren Urgroßeltern weitgehend fremd waren. Außerdem wissen viele Kranke dank der heutzutage möglichen medizinischen Diagnostik und Prognostik, dass sie an einer unheilbaren Krankheit leiden und welche Entwicklungen diese Erkrankung im besten wie im schlechtesten Falle nehmen kann.

Sterbewünsche, die unter solchen Umständen gebildet werden, können sich entweder auf Sterbehilfe durch Abbrechen oder Nicht-Aufnehmen lebenserhaltender Behandlungen – (s. Kap. 2.2) – richten. Oder, bei Menschen, deren Leben nicht an den sprichwörtlichen Schläuchen hängt, auf das Töten von eigener oder fremder Hand (Suizid- oder ›aktive‹ Sterbehilfe). Im ersten Fall können die betroffenen Patienten für ihre Entscheidung zwei deutlich unterschiedliche Motive haben: Entweder erachten sie die konkrete Behandlung wegen ihres Aufwands oder ihrer Nebenwirkungen als zu belastend. Oder sie wünschen ihren Tod, weil ihr Leben mit Kontroll- oder Partizipationsverlusten, Schmerzen, Funktionseinschränkungen oder auch vermeintlichen Zumutungen für Dritte einhergeht (oder einherzugehen droht), die sie nicht ertragen möchten.

Neben der zunehmenden Verfügbarkeit lebensverlängernder medizinischer Maßnahmen sind noch weitere Merkmale unserer modernen Gesellschaften mitursächlich dafür, dass mehr Menschen als früher angesichts von Krankheit und Alter ihr Sterben in die eigene Hand nehmen wollen. Hierzu gehören die massiv gestiegene Lebenserwartung und die zunehmende Säkularisierung der Gesellschaft. Aber auch der fortschreitende Wandel hin zu Kleinfamilien und großen Wohndistanzen zwischen nahestehenden Angehörigen – mit der Folge, dass in Deutschland etwa ein Viertel der Pflegebedürftigen ihr Lebensende in Heimen zubringen muss, in denen manche wohl lieber nicht wohnten oder lägen.

2.2 Phänomene und Begriffe: Varianten von Sterbehilfe

Man unterscheidet oft zwischen *Sterbebegleitung* und *Sterbehilfe*. Meist wird unter Sterbebegleitung alles fürsorglich motivierte Handeln am Sterbebett verstanden, das den Zeitpunkt des Todeseintritts unbeeinflusst lässt. Hierzu gehören große Bereiche der symptomlindernden Palliativmedizin, körperliche Pflege, menschliche Zuwendung oder spirituelle Begleitung. Unter Sterbehilfe hingegen, um die allein es im Folgenden gehen wird, fallen wohlwollend motivierte Handlungen, die den Tod dessen, dem geholfen wird, bewusst herbeiführen oder beschleunigen könnten oder sollen. Fast immer wird Sterbehilfe als Handeln auf ausdrückliches Verlangen des Patienten verstanden und diskutiert.

Für manche Kritiker hat der Oberbegriff Sterbehilfe einen unangemessen positiven Unterton – wer könnte grundsätzlich etwas gegen erbetene Hilfe haben? Sie lehnen seine Verwendung daher ganz ab, um die unter ihn fallenden Handlungen nicht schon durch diese Etikettierung salonfähig zu machen. Noch verbreiteter scheint die Auffassung, der Oberbegriff Sterbehilfe umfasse lediglich Suizidhilfe oder Töten auf Verlangen, nicht aber die sogenannte passive oder die indirekte Variante (siehe unten). In diesem Geist hat beispielsweise die deutsche Bundesärztekammer ihre *Richtlinien für die Sterbehilfe* von 1979 vierzehn Jahre später als *Richtlinien für die ärztliche Sterbebegleitung* fortgeschrieben, ohne dass es dabei einen inhaltlichen Fokuswechsel gegeben hätte (BÄK 1979; 1993).

Im angloamerikanischen Sprachraum wird statt von Sterbehilfe (*assistance in dying*) häufig allgemein von *euthanasia* gesprochen. Speziell in den Niederlanden wiederum verwendet man den Begriff *euthanasie* einzig für *aktive* Sterbehilfe auf Verlangen des Patienten. Demgegenüber ist in Deutschland der aus der Antike stammende Begriff *Euthanasie* (sanftes Sterben, guter Tod) nachhaltig dadurch diskreditiert, dass die Nationalsozialisten ihre hunderttausendfachen Morde an behinderten und kranken Menschen mit diesem ursprünglich positiv gemeinten Etikett bemäntelten. Überhaupt werfen diese Verbrechen besonders in Deutschland bis heute dunkle Schatten auf Begriffe wie auf Inhalte der Sterbehilfe-Debatten.

Passive Sterbehilfe: Nach einem immer noch sehr üblichen Sprachgebrauch bezeichnet passive Sterbehilfe rein beschreibend jeden Behandlungsverzicht, mit dem der Tod eines Patienten absichtlich-wohlwollend herbeigeführt oder in Kauf genommen wird. Passive Sterbehilfe kann sowohl durch unterlassendes (›passives‹) Handeln verwirklicht werden (etwa: durch Unterlassen einer anstehenden Dialysebehandlung) als auch durch tätiges (›aktives‹) Handeln (etwa: durch Abstellen eines laufenden Beatmungsgeräts). Der Verzicht auf weiteren Lebenserhalt kann zudem von vornherein oder nach anfänglichen Behandlungsversuchen erfolgen, wenn diese nicht zu dem erhofften Erfolg geführt haben. Die Kausalkonstellation, die diese Varianten eint, besteht darin, dass hier der betroffene Patient an den Folgen seiner Krankheit stirbt – eines ›natürlichen Todes‹, wie es oft heißt (s. Kap. 4.2).

Um diesen Kausalaspekt unmissverständlicher zum Ausdruck zu bringen, bevorzugen zahlreiche Autoren eine Alternativ-Terminologie und sprechen vom *Sterbenlassen* (Nationaler Ethikrat 2006, 52 ff.). Was hierbei allerdings begrifflich ganz unberücksichtigt bleibt, ist der (charakteristische) Kontext des Sterbewunsches des Betroffenen. Juristen hingegen favorisieren inzwischen den Oberbegriff *Sterbehilfe durch Behandlungsabbruch* (BGH 2010). Auch dieser Terminus hat, zumindest für Nichtjuristen, seine Tücken, indem er suggeriert, es gehe nur um das Einstellen einer laufenden lebenserhaltenden Therapie, während er, wie gesagt, auch einen Verzicht von vornherein meinen kann. Zudem wenden besonders Mediziner ein, dass auch in ausweglosen Situationen »kein Abbruch der Behandlung, sondern eine Änderung des Therapieziels im Sinn der Symptombekämpfung, das heißt Palliativmedizin« geboten sei (Beleites 2004, A1297).

Am wenigsten missverständlich ist somit der umständliche und nur gelegentlich verwendete Ausdruck *Sterbehilfe durch Therapiebegrenzung.* Damit kommen zugleich die Handlungsabsicht, die Gleichwertigkeit einer anfänglichen oder einer beendenden Verwirklichung sowie der Aspekt zum Ausdruck, dass Patienten dabei nicht ohne palliative Versorgung bleiben. All das ist in den Ersatzbegriffen, wenn sie wohlverstanden werden, mitgemeint.

Indirekte Sterbehilfe: So bezeichnet man traditionell eine symptomlindernde Behandlung am Lebensende, die in Art und Dosierung therapeutisch gerechtfertigt ist, zugleich aber den Eintritt des Todes als mögliche Nebenwirkung beschleunigen könnte. Typisch ist hier die Behandlung anderenfalls unstillbarer Schmerzen mit der Nebenwirkung einer Beeinträchtigung des Atemzentrums. Während solche ›zweischneidigen‹ Therapien in den zurückliegenden Jahrzehnten nicht selten die einzige Option waren, um Qualen am Lebensende wirksam zu behandeln, haben nebenwirkungsärmere Medikamente das zunehmend vermeidbar gemacht. In der Systematik der normativen (moralischen oder rechtlichen) Beurteilung von Sterbehilfen behält die indirekte Variante gleichwohl einen wichtigen Platz. Dieser Platz allerdings würde ihr schon terminologisch streitig gemacht, wenn man dem Reformvorschlag des Nationalen Ethikrats folgte, von »Therapien am Lebensende« zu reden:

> Zu Therapien am Lebensende [...] gehören auch Maßnahmen, bei denen die Möglichkeit besteht, dass der natürliche Prozess des Sterbens verkürzt wird, sei es durch eine hochdosierte Schmerzmedikation oder eine starke Sedierung, ohne die eine Beherrschung belastender Symptome nicht möglich ist. Auf den bisher in diesem Zusammenhang verwendeten Begriff der »indirekten Sterbehilfe« sollte verzichtet werden, weil der Tod des Patienten weder direkt noch indirekt das Ziel des Handelns ist. (Nationaler Ethikrat 2006, 54)

Was hier nämlich weder im Begriff noch in der Erläuterung abgebildet wird, ist der denkbare Sonderfall indirekter Sterbehilfe, bei dem eine Beschleunigung des Todeseintritts nicht nur als mögliche, sondern als sicher eintretende Behandlungsfolge toleriert wird. Anders als bei jeder sonstigen Therapie am Lebensende würde man, darüber besteht weitestgehender moralischer Konsens, auch in diesem Fall behandeln dürfen – und bei (mutmaßlicher) Einwilligung des Kranken sogar behandeln müssen.

Aktive Sterbehilfe: Hierbei handelt es sich um den traditionellen Begriff für das direkte Töten eines Patienten. Der Tod tritt hier weder im Gefolge einer Krankheit noch als gebilligter Nebeneffekt einer anders nicht zu bewerkstelligenden Symptomlinderung ein. Vielmehr erfolgt er kausal krankheits- und therapieunabhängig durch die Hand eines anderen, etwa durch eine tödliche Überdosis an Medikamenten. Wegen der oben erörterten Gefahr, in der Sterbehilfe-Terminologie unterschiedliche Aktiv-Passiv-Unterscheidungen miteinander zu verwechseln, sind manche Seiten bestrebt, den traditionellen Begriff zugunsten von *Töten (killing) auf Verlangen* aufzugeben (Nationaler Ethikrat 2006, 55).

Suizidhilfe: Hier geht es schließlich um die Unterstützung eines Menschen (allermeist: eines leidenden Patienten) bei der Planung, Ermöglichung oder Durchführung seiner beabsichtigten Selbsttötung. Im Zentrum ethischer Auseinandersetzungen steht dabei die Frage nach der Zulässigkeit *ärztlicher* Suizidhilfe, grundsätzlich geht es aber auch um Hilfe durch Angehörige oder Sterbehilfe-Organisationen. Als bevorzugter Weg der Suizidhilfe gilt, Patienten mit einem nebenwirkungsarmen tödlichen Medikament zu versorgen und ihnen auf Wunsch bei dessen Einnahme beizustehen.

Ob der bewusste Verzicht eines Patienten auf Nahrung und Flüssigkeit, um dadurch zu sterben (*Sterbefasten*), auch als Suizid anzusehen ist, wird unterschiedlich beurteilt und wird uns später noch beschäftigen (Kap. 5.1).

Es dürfte schon deutlich geworden sein: Sterbewillige, die nicht auf lebenserhaltende oder potentiell lebensverkürzende Behandlungen angewiesen sind und die sich nicht ohne Hilfe selbst töten können oder wollen, würden ihren Tod nur durch Suizidhilfe (oder gegebenenfalls durch aktive Sterbehilfe) verwirklichen können. Daraus ergibt sich die praktische Bedeutung gerade ihrer Bewertung und Handhabung.

Bezeichnung	Beschreibung	Alternative Terminologie	Tat- herrschaft
(1) SH durch Therapie- begrenzung	anfänglicher Verzicht oder nachträgliche Beendigung einer lebenserhaltenden Behandlung	passive SH Sterbenlassen	Arzt/Dritter
(2) Indirekte SH	medizinisch angezeigte Palliativtherapie mit möglicher Todesbeschleunigung	Therapie am Lebensende	Arzt

Bezeichnung	Beschreibung	Alternative Terminologie	Tat- herrschaft
(3) SH durch Töten auf Verlangen	behandlungsun- abhängiges Töten (meist durch ein tödliches Medika- ment)	aktive Sterbehilfe	Arzt/Dritter
(4) Suizidhilfe	Ermöglichung ei- ner Selbsttötung (meist durch Be- schaffen eines tödlichen Medika- ments)	Suizid- assistenz	Sterbe- williger

Tab. 1: Varianten (freiverantwortlicher) Sterbehilfe

2.3 Sterbehilfen: rechtliche Regelungen und Meinungsbilder

Ein Ausgangsbefund für die nachfolgenden Überlegungen ist die Tatsache, dass indirekte Sterbehilfe sowie Sterbehilfe durch Therapiebegrenzung auf der einen Seite und Suizidhilfe sowie Töten auf Verlangen auf der anderen Seite in Recht wie Ethik oft radikal unterschiedlich bewertet werden. Die erstgenannten Handlungen gelten, nicht nur in Deutschland, fast einhellig als unproblematisch, wenn sie dem Patientenwillen entsprechen. Suizid- und aktive Sterbehilfe hingegen werden vielfach als kategorial verbotswürdig(er) angesehen: also auch dann, wenn die Rahmenbedingungen (etwa: freiverantwortlicher Sterbewunsch bei unheilbarem Leiden) identisch sind. Nachfolgend wird die- ser ›Bewertungsgraben‹ mit einigen Daten und Erläuterungen belegt.

In Deutschland hat die Rechtsprechung spätestens 2010 ein- deutig geklärt, dass entscheidungsfähige Patienten *alle* lebens- erhaltenden medizinischen Behandlungen, auch gegen ent- schiedenen ärztlichen Rat, freiverantwortlich ablehnen dürfen –

einschließlich künstlicher Beatmung und der Zufuhr von Nahrung und Flüssigkeit über Infusionen oder Sonden (BGH 2010). Gerade das Einbeziehen der zuletzt genannten Maßnahmen war in den internationalen Ethikdebatten lange umstritten. Die Gabe von Sauerstoff und ganz besonders von Flüssigkeit und Nahrung über Sonden galt noch in den 1980er und 1990er Jahren vielen als Grundversorgung, auf die man außerhalb des eingetretenen Sterbeprozesses nicht verzichten dürfe (vgl. BÄK 1979). Diese Einstellung hat sich weitgehend geändert. Umso erstaunlicher mutet es an, dass auch in aktuellen Bevölkerungsumfragen *nur* ca. 75 % die (rechtliche) Zulässigkeit von Sterbehilfe durch Behandlungsabbruch begrüßen (Allensbach 2016; YouGov 2019). Man muss wohl davon ausgehen, dass hier Verständnisschwierigkeiten vorlagen; denn wer würde im 21. Jahrhundert ernsthaft vertreten, dass einwilligungsfähige Patienten, zumal am Lebensende, zwangsbehandelt werden *dürften*?

Entscheidungen zum Verzicht auf lebenserhaltende Behandlungen sind im Gefolge der modernen High-Tech-Medizin zu einem nahezu alltäglichen Phänomen geworden. Für verschiedene europäische Länder wurde erhoben, dass – mit deutlichen Unterschieden – bis zu 40 % aller Todesfälle im Kontext solcher Verzichtsentscheidungen erfolgen könnten. Von diesen Entscheidungen sollen wiederum bis zu 50 % in der erklärten Absicht erfolgen, das Sterben zu beschleunigen (vgl. Bosshard u. a. 2005 und 2006; Dahmen u. a. 2017). Wie häufig ein Behandlungsverzicht auch oder allein auf das Konto sterbewilliger Patienten geht, lässt sich nicht genau angeben. Wo dabei über den Willen der Kranken gemutmaßt oder von Dritten über ihr Wohlergehen geurteilt werden muss, kann es zu schwierigen und strittigen Einschätzungen kommen. Aber wenn einwilligungsfähige und gründlich informierte Patienten eine lebenserhaltende Behandlung freiverantwortlich ablehnen, gilt ihr Sterbenlassen als Paradigma zulässiger Sterbehilfe.

Unstrittig und rechtssicher ist zudem das Praktizieren indirekter Sterbehilfe, die als Gebot humaner Medizin gilt (vgl. BGH 1996; BÄK 2011) – auch wenn sie, wie oben schon erwähnt, offenbar immer seltener vorkommt. Wenn aber die medikamentöse Linderung von Schmerz oder Atemnot nach medizinischem Kenntnisstand nur um den Preis zu erreichen ist, dass dadurch zugleich der Eintritt des Todes beschleunigt wird, muss sie nach einhelliger Auffassung dennoch erfolgen – es sei denn, der Patient selbst hätte widersprochen.

Suizidhilfe ist in Deutschland, unter der Voraussetzung von Freiverantwortlichkeit des Suizidwilligen, ebenso wenig strafbar wie ein Suizid(versuch) selbst. Was seit 1871, dem Jahr der Einführung eines einheitlichen deutschen Strafrechts, gilt, wurde allerdings seit 2015 zwischenzeitlich durch ein in das Strafgesetzbuch (StGB) neu eingeführtes Verbot »geschäftsmäßiger« Suizidhilfe (§ 217 StGB) eingeschränkt. Und weil der Rechtsbegriff ›Geschäftsmäßigkeit‹ in diesem Zusammenhang nicht Gewinnorientierung meint, sondern jedes auf Wiederholung angelegte Handeln, verhinderte das neue Gesetz nicht nur die Arbeit von Sterbehilfe-Organisationen, sondern auch von wiederholungswilligen Ärzten. Wie schon im Einstimmungskapitel angesprochen, erklärte aber das Bundesverfassungsgericht Anfang 2020 den Paragraphen 217 Strafgesetzbuch für nichtig, weil es in ihm eine grundgesetzwidrige Verletzung des Rechts auf Selbstbestimmung beim Sterben sah. Unter großer öffentlicher Aufmerksamkeit urteilten die Karlsruher Richter, der Gesetzgeber dürfe (ja solle) einen neuen Anlauf zur Absicherung der Freiwilligkeit von Suizidwünschen nehmen. Er müsse aber berücksichtigen, dass die grundrechtlich garantierten Persönlichkeitsrechte die Freiheit einschlössen, »sich das Leben zu nehmen« und »hierfür bei Dritten Hilfe zu suchen und sie, soweit sie angeboten wird, in Anspruch zu nehmen«. Zudem lehnten sie jede prinzipielle Beschränkung dieses Grundrechts auf »fremddefinierte Situationen«, insbesondere auf »schwere oder unheilbare Krankheitszustände oder bestimmte Lebens- und Krankheitsphasen« ab (BVerfG 2020, Rz. 204 ff.). Mit dieser höchstgerichtlichen Präzisierung reiht Deutschland sich auf rechtspolitischer Ebene unter die besonders suizidhilfeliberalen Länder ein. Allerdings setzt das Urteil offenbar pragmatisch darauf, dass alle real geltend gemachten freiverantwortlichen Suizidwünsche auf freiwillig angebotene Suizidhilfe rechnen könnten – und buchstabiert darüber hinausreichende Konstellationen nicht aus.

Gegenwärtig wird, von Karlsruhe ebenfalls beanstandet, ärztliche Suizidhilfe zudem von einer Mehrheit der Landesärztekammern berufsrechtlich abgelehnt und widerspricht nach Auffassung der Bundesärztekammer dem ärztlichen Ethos und somit der Berufsethik (BÄK 2011, A346). Unter deutschen Ärzten selbst liegt die Zustimmungsrate zur Legalität ärztlicher Suizidhilfe hingegen bei 30 bis 50 %, in der Bevölkerung gar bei etwa 70 % (Allensbach 2010; YouGov 2015; 2019). Wie man von ›Bekennern‹ weiß, gab es in Deutschland zumindest vor der Geltungszeit des § 217 StGB eine weitgehend verdeckte Praxis ärztlicher Suizidhilfe (Arnold/Schmidt-Salomon 2014). Ihr genauer Umfang ist jedoch nicht bekannt.

Länder mit einer regulierten (ärztlichen) Suizidhilfe-Praxis, aber verbotener aktiver Sterbehilfe sind derzeit die Schweiz, Oregon (seit 1997) und, nach und nach hinzugekommen, acht weitere US-Staaten (vgl. Death with Dignity 2020). Deren Erlaubnisregelungen – sei es auf der Ebene des Strafrechts, des ärztlichen Berufsrechts oder der Statuten von Sterbehilfe-Organisationen – verlangen allesamt, dass der Suizidwunsch freiverantwortlich formuliert, wohlüberlegt und stabil ist. Zumeist wird – ebenso wie von der Mehrzahl ethischer und rechtlicher Plädoyers zugunsten von Suizidliberalität – gefordert, dass ›subjektiv unerträgliches Leiden‹ an den Folgen oder Symptomen einer unheilbaren Krankheit vorliegt. Sehr häufig wird überdies vorausgesetzt, dass die Krankheit ein *terminales Stadium* erreicht hat – das heißt voraussichtlich in weniger als sechs Monaten zum Tode führt. Diese letzte Forderung schließt, je nach den konkreten Umständen, Patienten aus, die an den Folgen schwerster Schlaganfälle oder Unfälle leiden oder an einem Demenzstadium, das noch mit der Forderung nach Freiverantwortlichkeit vereinbar ist.

In der Schweiz, wo Suizidhilfe, außer bei eigennützigen Motiven, strafrechtlich nicht verboten ist, wird sie von verschiedenen Organisationen angeboten und durchgeführt – so auch bei *Urban Grill*. Ärzten kommt dabei eine Schlüsselrolle bei der Feststellung von Krankheit und Freiverantwortlichkeit sowie beim Rezeptieren des Sterbemedikaments zu. Sie dürfen einen Suizid laut Berufsrecht nur in terminalen Krankheitsstadien unterstützen, während die Organisationen selbst (unterschiedliche) großzügigere Erlaubniskriterien anlegen – was Bevölkerung und Ärzteschaft ganz überwiegend gutheißen (vgl. Brauer/ Florin/Strub 2014).

Töten auf Verlangen steht in Deutschland ausnahmslos und ohne irgendeine kontextbezogene Differenzierung unter Strafe. Meinungsumfragen zeigen demgegenüber seit vielen Jahren, dass etwa 60 bis 70 % der Bevölkerung eine Legalisierung aktiver Sterbehilfe grundsätzlich begrüßen würden (Allensbach 2016; YouGov 2015, 2019). Unter deutschen Ärzten liegt die Zustimmung hierzu mit ca. 17 % deutlich niedriger (Allensbach 2010). Der Weltärztebund hat erst kürzlich erneut seine strikte Ablehnung dieser Praktik bekräftigt (WMA 2019).

In den Niederlanden und Belgien bleiben Suizidhilfe *und* aktive Sterbehilfe bei »unerträglichem Leiden« an einer aussichtslosen (aber nicht notwendigerweise terminalen) Krankheit seit fast 20 Jahren straffrei, wenn sie zudem bestimmte Sorgfältigkeitskriterien erfüllen. Luxemburg hat diesen Schritt 2009 getan, Kolumbien 2015. Im Jahr 2018 gingen in den Niederlanden etwa 4 % aller Todesfälle auf *euthanasie* zurück. Umfragen in der niederländischen Bevölkerung wie Ärzteschaft signalisieren anhaltende mehrheitliche Zustimmung zu dieser Praxis (Kontrollkommission Sterbehilfe 2019, 11 ff.; Kouwenhoven u. a. 2013). Gleichwohl sind kritische Debatten auch hier immer wieder an der Tagesordnung. Ein weiterer Staat mit legalisierter aktiver Sterbehilfe – unter den Bedingungen aussichtsloser *und* absehbar tödlicher Krankheit – ist seit 2016 Kanada.

Zusammengefasst ergeben also *Bevölkerungs*umfragen in Deutschland (wie auch in anderen westlichen Ländern) mehrheitliche Zustimmung zu allen Formen der Sterbehilfe, wenn sie auf Verlangen leidender Schwerstkranker erfolgt. In deutlichem Kontrast hierzu werden unter maßgeblichen Meinungsführern, etwa aus Politik, Kirche und Ärzteschaft, indirekte Sterbehilfe und Sterbehilfe durch Behandlungsabbruch als ethisch unproblematisch, Suizid- und erst recht aktive Sterbehilfe als verbotswürdig oder zumindest erheblich rechtfertigungsbedürftiger angesehen. Der Sozialwissenschaftler Wolfgang van den Daele (2006) hat für dieses Phänomen den zutreffenden Begriff des »Elitenkonsenses« geprägt, und der kanadische Philosoph Wayne Sumner (2011, 22) spricht von der »konventionellen Sicht« (*conventional view*). Nicht auf soziale, sondern auf inhaltliche Aspekte abzielend, werde ich selbst im Folgenden – so provozierend wie programmatisch – von der *dogmatisch-konservativen Position* sprechen. Gemeint ist dieser Begriff nur mit Blick auf die Sterbehilfe-Ethik. Warum sie das Etikett des Dogmatischen verdient, will ich in meinen kritischen Überlegungen eben gerade ausweisen. Der von ihr postulierte ›Bewertungsgraben‹, den ich oben angeführt habe, schlägt sich auch in nationalen Rechtsprechungen, ärztlichen Berufsethiken und selbst im Votum des Weltärztebundes nieder.

Die *dogmatisch-konservative Position* ist im deutschsprachigen Raum von liberalen Ethikern und Juristen ein erstes Mal in den 1990er Jahren vielstimmig kritisiert worden. Damals hatten sich unter anderem konservative Eliten zutiefst empört über die beginnende rechtspolitische Tolerierung von *euthanasie* in den Niederlanden sowie über die verteidigende Position etwa des australischen Bioethikers Peter Singer geäußert, für den denn auch universitäre Redeverbote erteilt wurden (vgl. Singer 1991). Die scharfsinnigen und in keiner Weise überholten Entgegnungen erfolgten vorrangig in der Absicht, die Legitimität *aktiver* Sterbehilfe unter bestimmten Umständen zu erweisen (u. a. Hegselmann/Merkel 1991; Hoerster 1998). Bemerkenswert an diesen Plädoyers ist aus heutiger Sicht zweierlei: Zum einen ging es ihnen vielleicht mehr um die ethische Argumentation selbst als um die Praxis – denn sonst hätte man sich wohl schon damals in erster Linie um die realistischere Alternative der Suizidhilfe und deren ethische Bewertung gekümmert; immerhin war die in jener Zeit nicht strafrechtlich, sondern ›nur‹ in der Ärzteschaft berufsrechtlich und -ethisch sanktioniert. Zum anderen ging es ihnen, ohne ausdrückliche Begründung, allein um die »Extremfälle« von Leiden an unheilbarer/terminaler Krankheit (exemplarisch: Birnbacher 1995, 364). Nicht etwa nur das Karlsruher Suizidhilfe-Urteil, sondern auch die bereits beschriebenen Krankheits-, Alters- und Einstellungsrealitäten haben seither unseren Blick auch auf Sterbewünsche gelenkt, die nicht auf dem akuten Leiden an terminaler Krankheit beruhen.

2.4 Ethik: Grundannahmen

Nach den begrifflichen und empirischen Schlaglichtern komme ich nun zur Ethik, verstanden als die Reflektion, die Theorie der Moral. Deren Bewertungen lassen sich nicht im luftleeren Raum anstellen und es gibt nicht *die* eine Ethik und ihre überlegene Perspektive, sondern eine verwirrende, vielleicht auch entmutigende Vielzahl ethischer Blickwinkel und Ansichten. Umso wichtiger ist eine Offenlegung der jeweiligen – hier also meiner – relevanten Grundannahmen. Verteidigen kann ich sie zwar nur in groben Zügen, doch ohne eine systematische Fundierung wäre jeder philosophische Begründungsanspruch für die im Folgenden vertretenen moralischen Überzeugungen einigermaßen haltlos und uninteressant. Besonders angebracht scheint mir schließlich auch ein Blick darauf, wie die Suche nach einer allgemein überzeugenden säkularen Ethik damit verträglich ist, dass wir, auch oder gerade in modernen Gesellschaften, faktisch eine Vielzahl moralischer Positionen vorfinden.

2.4.1 Zum Verständnis von Moral und Ethik

In der Moral geht es um Handlungsorientierungen (Normen), deren Befolgung zur Verbesserung des Lebens und Zusammenlebens von Menschen (und Tieren) führen soll. Überwiegend betreffen die Regelungen die Belange der jeweils anderen Menschen, aber in Rede stehende Verbote oder Gebote können auch lediglich das eigene Leben betreffen, wie etwa bestimmte Aspekte der Suiziddebatte dies veranschaulichen. Das Spektrum der Antworten darauf, wie wir letztlich zu moralischen Normen gelangen und wie wir sie angemessen ausbuchstabieren, reicht von unterschiedlichen religiösen Begründungen bis zu alternativen rein säkularen Auffassungen darüber, ob Moral ein von Menschen zu entdeckendes oder ein zu entwickelndes Orientierungsinstrument ist. Inhaltlich gibt es bei dem, was heutzutage in westlichen Ländern als ethisch verbindlich angesehen wird, neben weiten Übereinstimmungen auch Überzeugungen, die sich auf partikulare (nicht allgemein akzeptierte) religiöse oder weltanschauliche Prämissen berufen.

Demgegenüber postulieren die Vertreter universalistischer Ethikansätze Normen und Werte, die ihrer Ansicht nach zumindest auf einem bestimmten Abstraktionsniveau grundsätzlich von allen Menschen anerkannt und befördert werden sollten. Forderungen nach Gleichberechtigung, Fairness oder Solidarität sind hier ebenso einleuchtende Beispiele wie das Ausbuchstabieren von Schädigungsverboten oder von Vorstellungen sozialer Gerechtigkeit. Das Argumentieren zugunsten (oder zuungunsten) solcher vermeintlich allgemeingültiger Handlungsorientierungen auf der Ebene der normativen Ethik ist nun aber zugleich ergänzungsbedürftig durch Überlegungen auf der Ebene der politischen Ethik darüber, wie wir mit dem unbestreitbaren Tatbestand des ethischen (und moralischen) Pluralismus in unseren Gesellschaften umgehen sollen.

Aus der hier vertretenen Sicht einer liberalen Ethik auf normativer *und* politischer Ebene sind etwa religiöse ethische Auffassungen zum einen eine höchst respektable Gruppen- und Privatangelegenheit. Zum anderen können ihre Vertreter mit Blick auf gelebte und reflektierte Traditionen möglicherweise ethische Einsichten und Überlegungen beisteuern, die auch im Prozess des säkularen ethischen Nachdenkens über Weichenstellungen für eine liberale und humane Gesellschaft fruchtbar wären (vgl. Habermas 2005). Dann aber beziehen diese Überzeugungen ihre gesellschaftsweite Autorität nicht aus Glaubensprämissen, sondern aus ihrer Plausibilität im Gesamtgefüge einer zustimmungsfähigen Ethik. Nur in diesem transparent gemachten Doppelsinn sollten Theologen eben auch Berater in biopolitischen Debatten einer säkularen Gesellschaft sein: als Schützer religiöser Partikularinteressen und als unterstützende Berater von Verhaltensregeln, die sich religiös *und* säkular begründen lassen. Als Beispiel: Wäre Suizidhilfe bei verzweifelten und freiverantwortlich entscheidenden Kranken, die sich – wie etwa *Urban Grill* – eine absehbar qualvolle letzte Phase ihres Leidenswegs selbstbestimmt ersparen möchten, aus christlicher Sicht nicht geradezu ein Postulat der biblisch gebotenen Nächstenliebe? Müsste nicht dieses mit der Liebe zu Gott gleichgestellte Gebot – liebe Deinen Nächsten wie Dich selbst – alle dogmatischen Bedenken gegenüber Suiziden und ihrer Unterstützung zumindest in diesem speziellen Kontext aufheben (vgl. Matthäus-Evangelium 22,36–40)?

Ein Problem dieser Rollenzuschreibung kann allerdings darin bestehen, dass manche Kirchenvertreter sich berufen fühlen, gegen das vermeintliche moralische Unrecht von Suizid- oder aktiver Sterbehilfe auch unter Nichtgläubigen mit allen Mitteln zu Felde zu ziehen (vgl. EKD/DBK 1989, 105 ff.; EKD 2008). Dafür stützen sie sich dann, säkular gewandet, oft auf problematische Argumente oder spekulative Prophezeiungen, die über Kirchenautorität und -beziehungen sowie über Mitgliedschaften in Stiftungen oder Gremien großen, oft getarnten Einfluss auf den politischen Meinungsbildungsprozess gewinnen können, wie dies bei der Entstehung des nun gekippten § 217 StGB offenbar der Fall war. So geht der Wortlaut dieses Gesetzes in weiten Teilen auf einen mehrere Jahre alten Vorschlag der stark katholisch geprägten *Stiftung Patientenschutz* zurück (Frerk 2015).

2.4.2 Ethisches Rechtfertigen

Wie kann ein plausibler Rechtfertigungsprozess für moralische Normen verlaufen? Die – nicht nur für mich – überzeugendste Antwort auf diese Frage lautet: über das Herstellen eines sogenannten *weiten Überlegungsgleichgewichts*. Statt auf ethische Letztbegründungen (auf die gegenwärtig kaum noch ein Ethiker setzt) wird hier darauf gebaut, neue oder kontroverse normative Fragestellungen so zu beantworten, dass das Ergebnis sich *kohärent* in ein möglichst umfangreiches Gefüge bereits vorfindlicher moralischer (und auch empirischer) Überzeugungen einfügt. Dabei geht es um Überzeugungen auf dem Niveau von Prinzipien, Regeln, wohlüberlegten Einzelfall-Urteilen oder sogar Intuitionen. Kohärenz meint dabei nicht nur Stimmigkeit im Sinne von Widerspruchsfreiheit, sondern von wechselseitiger Bekräftigung – und ihre Herstellung kann grundsätzlich Änderungen oder Präzisierungen auf allen genannten Niveaus erfordern. In den Worten von Norman Daniels, einem der führenden Theoretiker dieser Methodik in der Ethik:

> Die Grundidee hinter dieser Rechtfertigungsmethode ist, dass wir verschiedene Teile unseres Überzeugungssystems gegen andere unserer Überzeugungen »testen«, indem wir untersuchen, auf welche Weise einige dieser Überzeugungen andere stützen und indem wir Kohärenz innerhalb der größtmöglichen Menge an Überzeugungen dadurch herstellen, dass wir diese auf allen Ebenen revidieren und weiterentwickeln, wenn sie einander in Frage stellen. Zum Beispiel wäre ein moralisches Prinzip oder ein moralisches Urteil über einen konkreten Fall [...] dann gerechtfertigt, wenn es – nach gebührendem Überlegen und angebrachten Revisionen innerhalb unseres ganzen Überzeugungssystems – kohärent zum Rest unserer Überzeugungen über richtiges Handeln [...] wäre.
> (Daniels 2020, Abschn. 1; Übers. BSS).

Die Rechtfertigung von Überzeugungen durch Herstellen eines Überlegungsgleichgewichts findet in der Erkenntnistheorie auch außerhalb des Spezialbereichs der Ethik viel Zuspruch (vgl. Grundmann 2018, 207 ff.; Olsson 2017). Teils wird Kohärenz im Überzeugungs*system* als einziges Rechtfertigungskriterium angesehen, teils mit der Auszeichnung besonders revisionsfester (aber nicht -immuner) Basalüberzeugungen verbunden. Gewiss ist hier theoretisch noch etliches offen, doch argumentationspraktisch hat sich das Bemühen um argumentative Kohärenz, Systematizität und Inklusivität als besonders erfolgreich für die praktische Ethik erwiesen (vgl. Beauchamp/Childress 2019, Kap. 10; kritisch: Arras 2007).

Der Einstieg in das Herstellen eines Überlegungsgleichgewichts in der säkularen Sterbehilfe-Ethik, wie ich dies im Folgenden versuchen werde, muss sich orientieren an den Prinzipien des Respekts vor Selbstbestimmung, der Leidvermeidung und der Beförderung des Wohlergehens, an der Regel des Tötungsverbots, an den differenzierenden Sterbehilfe-Bewertungen der *dogmatisch-konservativen Ansicht* (s. Kap. 2.3) sowie an den geteilten und individuellen Wertvorstellungen über ein gelingendes Leben und über die gesellschaftliche Mitverantwortung für entsprechende Rahmenbedingungen. Ebenfalls relevant sind theoretische und empirische Bestände des (Alltags-) Wissens über die Stabilität, prozedurale Vernünftigkeit, Beeinflussbarkeit oder Klugheit von Entscheidungen. Das Unterfangen, diese ›Ingredienzien‹ abgleichend in ein kohärentes Verhältnis zueinander zu bringen, muss schon wegen der Komplexität und Gradualität von Kohärenzbeziehungen oft maßgeblich in einem überlegenen statt selbstgewissen Stil erfolgen – wie er uns in den erbitterten Meinungskämpfen unserer Tage leicht abhanden kommt.

2.4.3 Prämissen einer liberalen Ethik

Zu den abstrakteren ethischen Grundannahmen bei meiner kohärentistischen Befassung mit der Sterbehilfe-Thematik gehören vor allem vier ›Überzeugungsbündel‹. In modernen Gesellschaften mit ihrer Prägung durch verfassungsrechtlich garantierte individuelle Freiheiten und mit ihrem starken Akzent auf praktizierter Individualität sind alle vier als weitgehend akzeptierte normative Hintergrundprämissen anzusehen. Ich gehe also davon aus, dass diese vier Prämissen einen gemeinsamen moralischen Boden bilden, der auch zwischen den streitenden Positionen über Sterbehilfe-Ethik eigentlich nicht grundsätzlich in Frage gestellt wird – auch wenn dann über die konkreten Implikationen dieser Überzeugungen sehr unterschiedliche Auffassungen bestehen.

1. *Der Vorrang individueller Interessen in der Ethik:* Moral hat die primäre Funktion, über Handlungsorientierungen (Pflichten, Verbote etc.) den Interessen der von diesen Regelungen und Handlungen betroffenen individuellen Menschen (und gegebenenfalls empfindungsfähigen Tiere) zu dienen und entstehende Konflikte zu regeln. Dabei ist jeder einzelne Mensch grundsätzlich gleichermaßen zu berücksichtigen. Moralische Rechte räumen wir einander zum Schutz besonders wichtiger Interessen ein (s. Kap. 2.5). Der Interessenprimat ist eine verallgemeinernde ethische Forderung, auch wenn konkrete Interessen

zwischen Menschen, Zeiten und Kulturen inhaltlich stark divergieren.

Ethische Normen müssen sich letztlich immer – direkt oder indirekt – über den Bezug auf individuelle (ggf. aufsummierte) Interessen oder auf individuelle moralische Rechte begründen lassen. Diese auf den ersten Blick unscheinbare Formulierung signalisiert drei wichtige moraltheoretische Weichenstellungen. Erstens torpediert die Anerkennung individueller moralischer Rechte, die sich ihrer Logik nach nicht einfach aberkennen lassen, wenn dies etwa den Interessen vieler anderer dienen würde, eine rein und direkt folgenorientierte (*konsequentialistische*) Ethik, die ihre Vorschriften ausschließlich am aufsummierten Wohl und Wehe aller Betroffenen ausrichten würde. Zweitens wird gefordert, dass ethisches Argumentieren mit dem Gemeinwohl sich ebenfalls einleuchtend an die Interessen und Belange der (in Gegenwart oder Zukunft) betroffenen Individuen zurückbinden lässt. Zu diesen Belangen gehören nicht zuletzt Fragen der Gleichachtung, Fairness und Fürsorge. Und drittens wird (gegen manche Vertreter einer sogenannten *deontologischen* Ethik) bestritten, dass Handlungstypen, -ziele oder -absichten *intrinsisch*, das heißt um ihrer selbst willen, ethisch illegitim sein können. Sie sind dies vielmehr, so die hier vertretene Annahme, immer nur dann, wenn sie individuelle (oder aufsummierte) Interessen oder individuelle Rechte verletzen oder unter Regeln fallen, die solche Verletzungen erwartbar machen.

2. Der ethische Vorrang einer subjektiven Perspektive auf das eigene Wohlergehen: Vorstellungen von einem guten, gelingenden Leben können unter Menschen sehr variieren. Ethisch, so wird hier angenommen, kommt es letztlich darauf an, dass Menschen selbst *in* ihrem und *mit* ihrem eigenen Leben möglichst zufrieden sind. Gängige philosophische Theorien vom gelingenden Leben (vgl. Crisp 2017) setzen:

1. auf positive mentale Zustände wie Glück oder Zufriedenheit oder
2. auf Wunscherfüllung oder
3. auf zusätzliche ideale/objektive Anforderungen.

Sie alle aber räumen ein, dass den subjektiven Ziel- und Wertvorstellungen der Individuen zumindest eine maßgebliche Orientierungsfunktion bei der Bestimmung ihres eigenen Wohlergehens zukommt. Diese Vorordnung schließt aber nicht aus, dass Menschen sich in ihren eigenen Einschätzungen irren können. Und auch nicht, dass sie sich untereinander in hohem Maße intersubjektiv auf gewisse Aspekte eines guten Lebens verständigen können und auch müssen. Ohne die Vorannahme geteilter Werte ließen sich beispielsweise weder Erziehungs- noch Kultur- oder Medizinpolitik betreiben. In diesem Sinne werde ich im Folgenden von einem ›flankierten Bewertungssubjektivismus‹ sprechen. Sein angemessenes Ausbuchstabieren wird sich als ein zentrales Problem der Sterbehilfe-Debatte erweisen.

3. Die hohe Bedeutung von Selbstbestimmung: Zu den besonders wichtigen und daher schützenswerten Interessen gehört in unserem Kulturkreis, dass wir unsere persönlichen Lebensinhalte und -pläne eigenverantwortlich bestimmen dürfen, soweit dies nicht mit Schädigungen oder Rechtsverletzungen anderer einhergeht. Auch wenn die Befugnis zur Selbstbestimmung (synonym: Autonomie) in Fragen der eigenen Lebensgestaltung längst nicht allen Menschen gleichermaßen am Herzen liegt, ist ihre Anerkennung potentiell in dreierlei Hinsicht gerechtfertigt: als Mittel zur Beförderung des eigenen Wohlergehens, als Gegenstand einer unterschiedlich stark ausgeprägten subjektiven ›Kontroll‹-Präferenz und als Ausdruck des (kulturell geprägten) Respekts anderer vor der eigenen Person.

Die Anerkennung eines Rechts auf Autonomie unterstellt nun aber nicht etwa, dass Menschen ihr Leben (und Sterben) in sozialer Isolierung und ohne Rücksicht auf andere planen oder planen sollten. In den Worten des australischen Philosophen Max Charlesworth:

> Eine übertriebene Betonung der persönlichen Autonomie führt [...] [nach Ansicht mancher Kritiker] dazu, daß die Abhängigkeit von anderen Menschen geleugnet und deren Mitleid zurückgewiesen wird. Darauf zu bestehen, allein über sein Ster-

ben befinden zu können, heißt, sich so zu entscheiden, als sei ich niemandem verpflichtet. Aber [...] es gibt keinen Grund, wieso persönliche Autonomie mit einem solchen unsozialen und eingekapselten Individualismus einhergehen sollte. Autonomie hindert mich nicht daran, von anderen in existentiellen Fragen Rat anzunehmen, mich ihrer Meinung anzuschließen oder mich ihrer Fürsorge anzuvertrauen. Allerdings bedeutet es, daß in letzter Instanz ich selbst es bin, das autonome Subjekt, welches solche Entscheidungen zu treffen hat.

(Charlesworth 1997, 43 f.)

4. Zu unterscheidende Sphären von Ethik, Moralpolitik und Recht: Wie schon voranstehend betont, ist es wichtig, zwischen den Ebenen der genuin normativen Ethik in Bezug auf bestimmte Kontexte (etwa hinsichtlich der Sterbehilfe) und des politisch angemessenen Umgangs mit Dissensen über diese Normen zu unterscheiden. Auf dieser zweiten Ebene entscheidet sich dann auch – rechtspolitisch – wann und wie das Recht als dritte Ebene regelnd in die fraglichen Handlungszusammenhänge eingreift. So beruhen (in vielen Demokratien) Grundrechte auf essentiellen ethischen Überzeugungen, wie den Prinzipien von Freiheit und Gleichheit, die rechtlich verankert wurden. Diese Grundrechte dürfen nicht durch staatliches Recht beschnitten werden, dessen Begründung auf partikularen religiös-weltanschaulichen Überzeugungen beruht. Diese ›Begründungsneutralität‹, so der Rechtswissenschaftler und Philosoph Stefan Huster, impliziert zugleich:

[...] dass es nicht gegen fundamentale Prinzipien der gleichen Freiheit und der Neutralität verstößt, wenn in der freiheitlichen Ordnung auf der Einhaltung von rechtlichen Vorgaben [...] auch dann bestanden wird, wenn deren Auswirkungen manchen Überzeugungen und Lebensformen nicht behagen, solange die *Begründung* dieser Vorgaben nicht selbst Partei ergreift[.] Eine Neutralität der *Auswirkungen* des staatlichen Handelns auf alle Überzeugungen und Lebensformen zu verlangen, ist dagegen weder eine realistische noch eine attraktive Vorstellung und führt nur zu Scheinabwägungen oder staatlicher Handlungsunfähigkeit. (Huster 2017, XXXIII)

Schon diese Anerkennung und Interpretation eines Neutralitätsgebots und ebenso die Konkretisierung der Grundrechte gehören zur philosophischen Hintergrundtheorie des (rechts)politischen Liberalismus und führen nicht zuletzt zu der auf verschiedenen Ebenen gleichzeitig anzusiedelnden Frage, welche ethischen Überzeugungen überhaupt allgemein nachvollziehbar und somit neutralitätskompatibel sind. Konkret: Die Frage, ob und in welchen Konstellationen persönliche Selbstbestimmung als ein Anspruchsrecht auf Hilfe bei (freiverantwortlichen) Suiziden verstanden werden kann und welche strafrechtlichen Begrenzungen solcher Unterstützung mit geteilten ethischen Auffassungen begründet werden können, berührt zunächst die vorangehend angeschnittenen genuin ethischen Überzeugungen über Selbstbestimmung und gelingendes Leben selbst. Ihre Vertreter (zu denen ich mich zähle) plädieren für deren universale Anerkennung. Dann aber geht es maßgeblich um Empirie und Gewichtung angeblicher Gefahrenpotentiale und um die Verhältnismäßigkeit der zu ihrer Abwehr eingesetzten rechtlichen Instrumente im Licht politischer Aushandlung und verfassungsrechtlicher Interpretation.

2.5 Individuelle Rechte und Interessen im Kontext von Sterbehilfe

Die im vorigen Kapitel umrissenen Thesenbündel führen bei genauerem Hinsehen in kontroverse Debatten über Verständnis und Rechtfertigung ethischer Grundbausteine. Insbesondere geht es um das strittige Verhältnis von Rechten und Interessen in der Moral (Überblick bei: Wenar 2020). Manche Philosophen bestreiten, dass es überhaupt moralische Rechte gibt. Ich habe vorangehend das Gegenteil vorausgesetzt – schon, weil unser moralisches Leben Zeugnis davon ablegt, dass wir mit solchen Rechten ständig argumentieren. Wie überzeugend aber ist die voranstehende Behauptung, moralische Rechte dienten dem Schutz besonders wichtiger Interessen?

An diesem Punkt ist es zunächst wichtig, den Status von Überlegungen über Funktion und Begründung moralischer Rechte zu bestimmen (im Folgenden verwende ich, wenn nicht anders vermerkt, den Rechte-Begriff für moralische Rechte). Dabei geht es um eine normative Bestimmung (wie *sollen* wir Rechte verstehen?), die sich nicht zuletzt aus einer Analyse der in der Gesellschaft verbreiteten moralischen Praxis ergibt (wie begründen, erleben und diskutieren wir die Anerkennung von Rechten und was ist dabei strittig?). Auch dieses Abgleichen lässt sich als ein kohärentistisches Unterfangen verstehen, bei dem versucht wird, abstrakte Überzeugungen über das angemessene Verständnis von Rechten mit konkreten Überzeugungen über deren gewünschte Funktion, Reichweite etc. in Einklang zu bringen. Das spezifische Recht auf ein selbstbestimmtes Sterben, so wird sich zeigen, ist dabei ein besonders lehrreicher Anwendungsfall.

Hinsichtlich der Funktion von Rechten teilen sich die Experten in solche, die der »Interessentheorie«, und solche, die der »Willenstheorie« zustimmen (Wenar 2020, Abschn. 2.2). Vereinfacht dargestellt, sieht die erste Auffassung die Aufgabe von Rechten darin, bestimmte Interessen ihrer Inhaber zu schützen und zu befördern. In unserem Fall wäre dies das Interesse daran, über das eigene Lebensende und damit über einen potentiell wichtigen Aspekt des eigenen Lebens nach eigenen Wertmaßstäben zuverlässig selbst entscheiden zu dürfen. In den Kontexten von medizinisch verlängertem Siechtum, aussichtslosen oder bedrückenden Prognosen oder extrem belastender Hochaltrigkeit hat dieses Interesse so sehr an Bedeutung gewonnen und ist zugleich so bedroht von wohlmeinenden Lebensschutz-Verteidigern, dass die Zuschreibung eines (inhaltlich hier noch nicht näher bestimmten) Rechts auf Selbstbestimmung am Lebensende aus Sicht von Bewertungssubjektivisten sehr plausibel ist (exemplarisch der Fall *Urban Grill*). Der zweiten Auffassung zufolge besteht die primäre Aufgabe von Rechten darin, ihren Inhabern bindende Kontrolle über bestimmte persönliche Bereiche zu verleihen. Mit der Autorität ihres (freiverantwortlich gebildeten) Willens in Fragen der eigenen Lebens- und Sterbegestaltung werden sie als Personen und wird ihre Würde geachtet (Schaber 2017).

Beide Auffassungen haben vieldiskutierte Probleme. So

scheint die Interessentheorie zwar erklären zu können, warum etwa das Recht auf Selbstbestimmung beim Sterben gegen Widersprüche Dritter immunisiert. Aber sie scheint schwerlich erklären zu können, warum dieses Recht auch dann noch anerkannt werden soll, wenn in einem Sonderfall die (zu schützenden) Interessen des Sterbewilligen selbst gefährdet scheinen. Etwa wenn er sich anschickt, ein Leben abzukürzen, das allem Anschein nach subjektiv noch wertvoll zu sein verspräche (wie manche Kritiker dies bei *Udo Reiters* Selbsttötung gesehen haben). Zudem scheint die Interessentheorie nicht zu erhellen, warum Rechte in unserem moralischen Leben eine andere Art von Achtung erhalten, als bloßer Interessenschutz es tut. Umgekehrt hat die Willenstheorie Schwierigkeiten, zu erklären, warum wir in vielen (trivialen) Bereichen persönlichen Entscheidens gar nicht auf die Idee kämen, einander entsprechende ›Rechte‹ zuzugestehen (etwa ein Recht darauf, jemandem den Handschlag zu verweigern) oder warum wir eingeräumte Rechte eben doch oft dann an ihre Interessendienlichkeit zurückbinden wollen, wenn es um die Bestimmung ihrer exakten Reichweite geht (z. B. an die Nachvollziehbarkeit von Sterbewünschen; s. Kap. 3.5).

Unverkennbar spiegeln diese Kontroversen wider, dass die Interessentheorie mit ihrem vorrangig instrumentellen Verständnis von Rechten im Dienst des Wohlergehens aus dem konsequentialistischen Ethiklager stammt und umgekehrt die Willenstheorie aus dem Lager der Deontologen (s. Kap. 2.4.3). Und ebenso wie es auf der abstrakten Ebene *dieses* Lagerstreits Bemühungen um Verträglichkeitsstrategien oder Mischformen gibt, so auch auf der Ebene der Begründung und der gewünschten Funktion von Rechten. Besonders einleuchtend scheint dabei der Versuch, Interessenschutz *wie* Würdeschutz als Kardinalaspekte von Rechten anzusehen (beispielhaft: Pettit 1988). Etwa so: Bestimmte Aspekte der eigenen Lebensgestaltung und ebenso das Wissen um zuverlässige eigene Autorität in dieser Lebensgestaltung sind – fraglos kulturell geprägt – Gegenstand potentiell starker subjektiver Interessen. Um diese Autorität als solche zu gewährleisten, muss sie (in definierten Grenzen) robust und zuverlässig eingeräumt werden und wird so Gegenstand eines Rechts, das wir einander zuschreiben. Außer wenn dieses mit Rechten anderer oder mit gewichtigen Gemeinwohlinteressen kollidiert, hat es den Status einer »Trumpfkarte« (Dworkin 1984) und wird damit zugleich Ausweis persönlicher Souveränität, die zu achten wir als Respekt vor der Person verstehen. Salopp gesagt, entwickeln die fast-absolutistischen Instrumente, die wir einander zum Schutz wichtiger und gefährdeter Interessen einräumen, aufgrund ihrer Struktur und Geltung ein (willkommenes und bereicherndes) moralisches Eigenleben: Sie werden zu Gelegenheiten, andere Menschen als Autoritäten in eigener Sache und als Adressaten zu behandeln, deren so verstandene Würde wir achten. Zum Problem wird diese Doppelaufgabe des parallelen Würde- und (subjektiven) Interessenschutzes freilich dann, wenn das Recht auf eigene Lebensgestaltung für Handlungen geltend gemacht wird, die aus der Außenperspektive extrem selbstschädigend anmuten.

Die Unterstellung einer solchen Selbstschädigung liegt natürlich besonders nahe, wenn das Wohlergehen des Betroffenen nach objektiven Maßstäben bemessen wird, wie ich es aber bereits verworfen habe. Doch der Fall kann auch dann eintreten, wenn zwar ein subjektiver Bewertungsmaßstab angelegt wird, der Betroffene sich aber, hieran gemessen, irrt. Auch dann ergibt sich die notorisch schwierige Gratwanderung zwischen Bevormundung und unterlassener Schadensverhinderung. Dieses sogenannte *Paternalismus*-Problem – wann darf/muss man jemanden vergleichbar fürsorglich bevormunden wie ein Vater sein kleines Kind? – stellt sich außerhalb wie innerhalb der Medizin.

Und noch ein letzter Punkt: Verschiedentlich ist behauptet worden, ein moralisches Recht auf Suizid (oder Töten auf Verlangen) könne es schon deshalb nicht geben, weil es dem Recht auf Leben widerspreche oder weil Selbstbestimmung ihre eigene Ausübung nicht unmöglich machen dürfe. Diese Argumente beruhen auf den nicht einleuchtenden Prämissen einer im Lebensrecht verankerten Pflicht zum Leben oder des Werts von Selbstbestimmung gegen den Wunsch ihres Trägers (vgl. Feinberg 1978). Sie werden hier nicht weiterverfolgt.

Und nun also zurück zu den eigentlichen Fragen der Sterbehilfe-Ethik.

3
Der Wunsch zu sterben

Nachfolgend geht es um einen systematisierenden Blick auf die
Beweggründe von Sterbe(hilfe)wünschen und um mögliche Kriterien dafür, ihre Unterstützung als ethisch zulässig oder geboten anzusehen.

3.1 Kontexte und Motive

Menschen wünschen sich ihren eigenen Tod in extrem verschiedenen ›Färbungen‹ und aus sehr unterschiedlichen Motiven. Die
erste Dimension spannt sich auf zwischen akuter Verzweiflung
und bilanziertem Todeswunsch, zwischen melancholisch-hy-
pothetischen Gedankenspielen und entschlossenem Ernst-ma-
chen-Wollen. Die Anlässe und Hintergründe wiederum können
von eindeutig krankhafter Suizidalität (im Rahmen von Wahn-
störungen oder Depressionen) über grenzwertig pathologische
Persönlichkeitsstrukturen, Lebenskrisen, Drogenkonsum, Ein-
samkeit bis hin zu dauerhafter Lebensmüdigkeit in hohem Alter oder anhaltendem Leiden unter schwerster Krankheit reichen. Die ethische Debatte um die Zulässigkeit *aller* Formen von
Sterbehilfe ist immer auf einen wohlüberlegten, anhaltenden,
freiverantwortlichen Sterbewunsch beschränkt (dazu mehr im
nächsten Kap.), der empirisch in allererster Linie im Zusammenhang mit schwerer unheilbarer Krankheit geäußert und diskutiert wird, welche der Sterbewillige nicht länger ertragen möchte.

J.B. Metzler © Springer-Verlag GmbH Deutschland, ein Teil von Springer Nature, 2020
B. Schöne-Seifert, *Beim Sterben helfen – dürfen wir das?*, https://doi.org/10.1007/978-3-476-05653-5_3

Diese Bindung an den engen Kontext bereits bestehender schwerster Krankheit ist bei indirekter Sterbehilfe ebenso wie bei Sterbehilfe durch Therapiebegrenzung mehr oder weniger zwingend vorgegeben. In der ersten Konstellation geht es ja definitionsgemäß um die reine Beschleunigung des ohnehin absehbaren Sterbeprozesses; in der zweiten um den Verzicht auf lebenserhaltende Maßnahmen, die durch eine bestehende Krankheit erforderlich werden. Wünsche nach Suizid (und gegebenenfalls nach aktiver Sterbehilfe) können hingegen grundsätzlich auch ohne diese Bindung an Sterbebett oder lebensbedrohliche Krankheiten entstehen – wobei wir faktisch auch von solchen Wünschen überwiegend im Kontext schwerster Krankheitszustände erfahren, bei denen die beiden anderen Wege nicht offenstehen. Der oben geschilderte Fall von *Urban Grill* veranschaulicht eine solche Lage.

Zuverlässige Aufschlüsselungen über Sterbewünsche unabhängig von schweren Erkrankungen können allerdings nur aus Ländern mit entsprechend permissiven Zulässigkeitsbedingungen, wie der Schweiz und den Niederlanden, stammen, wobei nur für letztere eine Dokumentationspflicht besteht. Nach den jeweils verfügbaren Daten (vgl. Bartsch u. a. 2019; Kontrollkommission Sterbehilfe 2019) erfolgen in beiden Ländern etwa 90 % der assistierten Suizide bzw. (in den Niederlanden) der Fälle von *euthanasie* im Rahmen schwerster körperlicher Erkrankungen. Weitere 1 bis 3 % betreffen psychiatrische Patienten im einwilligungsfähigen Intervallzustand. Aber auch das Leiden an »kumulierten Altersbeschwerden« ist in den Niederlanden oder der Schweiz ein zunehmender Beweggrund, so wie (bei gegenwärtig 1 bis 2 %) die Absicht, dem Fortschreiten einer Demenzerkrankung zuvorzukommen (s. dazu Kap. 5.3 und 5.4).

Dort, wo Suizidwünsche im Zusammenhang mit schweren körperlichen Krankheiten vorgebracht werden, handelt es sich – das zeigen Daten aus den verschiedenen suizidhilfeliberalen Ländern – in den weitaus meisten Fällen um ein fortgeschrittenes Krebsleiden, neurodegenerative Erkrankungen oder schwerste Beeinträchtigungen des Bewegungsapparats. Dabei ist unstillbarer Schmerz ein eher seltener subjektiver Beweggrund; im Vordergrund stehen vielmehr der Verlust von »Selbstbestimmung«, Lebensfreude und »Würde« (vgl. Bosshard 2017; Kontrollkommission Sterbehilfe 2019).

3.2 Der Begriff des ›unerträglichen Leidens‹

Alle mir bekannten Regelungen zur Suizidhilfe/*euthanasie* verlangen als eine notwendige Bedingung für die Zulässigkeit solcher Hilfe, dass der Betroffene ›unerträglich leide‹. In einer sehr *schwachen* Lesart ist diese Voraussetzung offenkundig bei fast jedem freiverantwortlichen Suizidwunsch erfüllt. Denn freiverantwortlich aus dem Leben scheiden zu wollen, muss ja heißen, dass man ein Weiterleben in irgendeiner Weise bilanzierend weniger erträglich findet als den Tod. In einer *starken* Lesart hingegen, wie sie auch dem alltagssprachlichen Gebrauch entspricht, versteht man unter unerträglichem Leiden einen erheblich eingegrenzteren psychischen Zustand. Hier wird der Betroffene auf quälende Weise von den Einschränkungen erdrückt, die eine bereits bestehende Erkrankung – durch Siechtum oder massive Funktions- und Kontrollverluste für ihn verursacht.

Auch wenn es im Einzelfall schwierige Abgrenzungen geben mag, scheint es mir hilfreich, an der starken Lesart des Begriffs vom unerträglichen Leiden festzuhalten und dieses als einen von drei zu unterscheidenden Grundtypen von Sterbewunsch-Motiven aufzufassen. Dabei geht es dann um:

1. massives subjektives Leiden an bereits bestehender (in der Regel unheilbarer) Krankheit oder Behinderung. Hier passt die Redeweise, dass der Betroffene sein Leben nicht mehr aushalten kann. Deshalb wird im Folgenden von einem *Unerträglichkeits*-Sterbewunsch (in einem starken Sinn) gesprochen.

2. den Wunsch, konkret erwartetem Leiden an Krankheit, Verfall oder dem vermeintlichen Würde- und Kontrollverlust durch künftige Lebensumstände zuvorzukommen. Hierfür steht im Weiteren der Begriff *Präventiv*-Sterbewunsch.

3. das subjektive Urteil, vom eigenen Leben – auch ohne ein Leiden an schwerster Krankheit – genug zu haben und es

deshalb nicht fortsetzen zu wollen. Hier passt die Redeweise, dass der Betroffene sein als eingeschränkt empfundenes Leben nicht länger aushalten möchte, wofür der Begriff *Hinfälligkeits*-Sterbewunsch stehen soll.

Dieser Kategorisierungsvorschlag ist aus mehreren Gründen angreifbar: Erstens transportieren die Bezeichnungen in manchen Ohren problematische Untertöne, etwa einen Objektivitätsanspruch von Unerträglichkeit oder eine Verharmlosung von Präventiv-Suiziden durch die Wahl eines positiv wertenden Etiketts. Zweitens sind die drei Motivkategorien begrifflich nicht scharf voneinander abgrenzbar und drittens können sie in der Realität nebeneinander vorliegen. Wer nach einem sehr langen Leben einen Suizid wünscht, weil er unter zahlreichen Altersbeschwerden leidet, seinen Lebenspartner und seine Freunde überlebt hat und absehbare zukünftige Verschlechterungen seines Gesundheitszustands wie seiner sonstigen Lebensumstände befürchtet, hat Motivelemente aller drei Kategorien. Diese Motivkopplung könnte sogar typisch für Suizide in weit fortgeschrittenem Alter sein.

Dennoch scheint die vorgeschlagene Einteilung zur einordnenden *beschreibenden* Differenzierung subjektiver Gründe der Sterbewilligen hilfreich. Denn die sozialen Wahrnehmungen, beruflichen Zuständigkeiten und intersubjektiven Bewertungs-Intuitionen fallen jeweils deutlich anders aus, wenn jemand (1) angesichts qualvoller Symptome und Einschränkungen durch eine unheilbare Krankheit sein Leben beenden will oder aber (2) die erwartbare Verschlechterung einer Demenz (oder einer anderen fortschreitenden Krankheit) gar nicht erst erleben möchte oder schließlich (3) angesichts körperlicher oder psycho-sozialer Lasten in fortgeschrittenem Alter sterben will.

In den obigen Fallbeispielen würde man *Urban Grills* Handeln als einen Unerträglichkeits-Suizid beschreiben, *Udo Reiter* einen Präventiv-Suizid attestieren und *André Gorz* wohl am ehesten einen Hinfälligkeits-*und*-Präventiv-Sterbewunsch.

3.3 Anerkennung von Sterbe(hilfe)wünschen I: Freiverantwortlichkeit

Menschen ein Recht auf Selbstbestimmung im Sterben einzuräumen, fügt sich in die umfassendere ethische Forderung, dass ihnen Entscheidungshoheit in Fragen der eigenen Lebensgestaltung auf der Grundlage ihrer eigenen subjektiven Bewertung zusteht. Diese Entscheidungshoheit ist ein zentrales Postulat freiheitlich verfasster Gesellschaften und, wie oben skizziert (s. Kap. 2.4.3), einer auf individuelle Interessenbeförderung, Bewertungssubjektivismus und Selbstbestimmung ausgerichteten Ethik, die man mit dem unscharfen Begriff einer liberalen Ethik bezeichnen kann.

Lebensgestaltung oder Selbstverwirklichung ist dabei freilich ein leicht misszuverstehender Leitbegriff. Anders als seine existentiellen Untertöne vielleicht suggerieren, sollte man ihn bescheiden auslegen. In den Worten des Philosophen Jonathan Glover:

> Für die meisten Menschen ist Selbstverwirklichung kein heroisches Lebensprojekt. John Rawls hat von den »Lebensplänen« der Menschen gesprochen. Aber die meisten von uns sind keine psychologischen Architekten dieser Größenordnung. Unsere Selbstverwirklichung ist Stückwerk, nicht immer vollkommen beabsichtigt, und noch nicht einmal immer vollkommen bewusst. [...] Aber so willkürlich all dies oft verläuft, ist unsere Rolle bei der Selbstformung vielen von uns wichtig. Gewöhnlich wollen wir nicht, dass *andere* Leute kontrollieren, wie wir uns entwickeln. (Glover 2006, 69; Übers. BSS)

Überwiegend geht es in Ethik und politischer Philosophie zudem um Selbstbestimmung in Bereichen nicht-medizinischer Lebensgestaltung (etwa mit Blick auf private Beziehungen, berufliche Projekte oder politisches Engagement) – also um Zusammenhänge, die heller und beglückender anmuten als Kontexte von Krankheit, Leid und Tod, wo es doch nur um Schattenseiten des guten Lebens geht: darum, in Krisensituationen selbstbestimmt zu entscheiden, ob man den Tod oder ein Weiterleben als das vergleichsweise kleinere Übel einschätzt. Gerade dies kann jedoch für manche Menschen zu einer Frage von größter Wichtigkeit werden.

In jedem Kontext aber beinhaltet der tragende Gedanke von Persönlichkeitsrechten oder der »Würde des Menschen und seiner freien Entfaltung in Selbstbestimmung und Eigenverantwortung« (BVerfG 2020, Rz. 210) schon seiner Grundidee nach, dass nur solche Entscheidungen Respekt verdienen und verlangen, die in einem wohlverstandenen Sinne selbst geschultert sind. Für den Schutz persönlicher Lebensgestaltungsfreiheit kann es nicht ausreichen, den ›Gestaltern‹ einfach ›das letzte Wort‹ zu geben, sondern es ist auch in geeigneter Weise dafür zu sorgen, dass sie ihre Entscheidungen tatsächlich auf eine angemessen qualifizierte Weise treffen können. Während kaum bezweifelt wird, dass Kleinkinder oder Menschen mit drogen-, krankheits- oder krisenbedingten entscheidungsrelevanten Wahrnehmungsstörungen keine geeigneten ›Verwalter‹ der eigenen Interessen sein können, sind die positiven Anforderungen an diese Verwalterrolle durchaus strittig.

Der Sache nach lassen sich im Hinblick auf die Verwalterrolle, nicht zuletzt für den Sterbehilfe-Kontext, drei Auffassungen ausmachen, nämlich:

1. eine an rein prozeduralen oder inhaltsneutralen Kriterien orientierte Position,
2. eine auf subjektive Wertkohärenz ausgerichtete Position,
3. eine Position, die zudem ein gewisses Maß an intersubjektiver Nachvollziehbarkeit verlangt.

In den zahllosen ethischen und juristischen Verlautbarungen zu den Voraussetzungen dafür, dass Suizidwünsche respektiert und gegebenenfalls unterstützt werden sollten, gibt es eine Reihe kriterialer Forderungen, die für sich genommen keine eindeutige Zuordnung zu einer der drei obigen Sichtweisen erlauben, weil sie sich unterschiedlich interpretieren lassen. Zu ihnen gehören ›Vernünftigkeit‹, ›Wohlüberlegtheit‹, ›Ernsthaftigkeit‹ oder ›Besonnenheit‹ ebenso wie ›beste subjektive Interessen‹ oder ›gute Gründe‹, und nicht zuletzt auch ›Autonomie‹. Statt die Verwendung dieser potentiell unscharfen Begriffe im Einzelnen nachzuzeichnen, werden wir uns direkt mit den drei genannten Positionen befassen und dabei mit der ersten beginnen, um die anderen in den beiden nachfolgenden Kapiteln zu beleuchten.

Eine rein prozedurale Auffassung legitimierenden Entscheidens verlangt hierfür:

1. Urteilsfähigkeit,
2. Informiertheit über subjektiv entscheidungswichtige Folgen und Alternativen,
3. Freiheit von Zwang oder Druck durch andere,
4. zeitliche Stabilität.

Während die drei erstgenannten Bedingungen gemeinsam dem etablierten Standardverständnis autorisierender Einwilligungen in Medizinrecht und -ethik entsprechen (Beauchamp/Childress 2019, 4; BGB §§ 630 d und 630 e), gehört die vierte außerhalb von Sterbehilfe nicht zum üblichen Bedingungskanon, sondern wird einfach vorausgesetzt. Aber zwei Gründe machen es bei Sterbeentscheidungen besonders wichtig, ihr Zustandekommen genau zu prüfen: zum einen Gewicht und Irreversibilität des Todes und zum anderen die Tatsache, dass die große Mehrheit versuchter wie erfolgter Suizide (etwa 100 000 jährliche Suizidversuche in Deutschland, von denen ungefähr jeder zehnte gelingt) im Rahmen von Depressionen, anderen psychischen Störungen oder akuten Lebenskrisen erfolgt. Auch wenn es hier keine exakten Daten gibt und am Ende auch kaum geben kann: Es ist fraglos eine deutliche Minderheit (man vermutet: unter 10 %) aller Suizide, denen man attestieren kann, dass sie die prozeduralen Kriterien erfüllen. Aber es gibt sie; man denke an *Urban Grill, Udo Reiter* oder *André Gorz*. Ohne Frage kann es schwierig sein, das im Einzelnen zu bestimmen und praktisch zu überprüfen. Aber für alle drei Fallbeispiele gilt doch wohl, dass sie in dieser Hinsicht unproblematisch scheinen. Gewiss, man darf aus knappen suggestiven Kasuistiken, insbesondere wenn sie aus zweiter oder dritter Hand stammen, nicht wirklich auf die Geistesverfassung der Betroffenen schließen. Aber nichts in den drei Beschreibungen oder deren nachfolgenden öffentlichen Debatten gibt Anlass zu der Vermutung, die drei Genannten hätten nicht urteilsfähig, informiert, freiwillig und stabil entschieden.

Alle vier inhaltsneutralen Bedingungen sind ihrer Natur nach graduell verfasst, so dass sich die Frage nach dem Ausmaß stellt, in dem sie realisiert sein müssen. So wie das Recht es umstandslos tut, haben auch namhafte Ethiker ausdrücklich dafür plädiert, die Latte für die Urteilsfähigkeit, Informiertheit und Freiwilligkeit von Entscheidungen nicht höher zu hängen als beim sprichwörtlichen Mann auf der Straße, dem *Alltagsentscheider* (Beauchamp/Childress 2019, 101). Dass Menschen und ihre Entscheidungen dieses Niveau erreichen, wird generell unterstellt. Wo allerdings die konkrete Entscheidungssituation oder der Situationstyp Anlass für Zweifel geben, wäre nachzuhaken. Sterbewünsche sind ersichtlich der Typ von Entscheidungssituation, der einer besonders sorgfältigen Überprüfung aller vier inhaltsneutraler Bedingungen bedarf. Nicht die Messlatte selbst sollte nach der hier vertretenen Sicht höher gehängt werden als bei anderen Entscheidungen, sondern die ›Vergewisserungslatte‹ – weil es um so viel geht. Besonders heikel kann dabei, wie gesagt, die Prüfung der *Urteilsfähigkeit* sein, weil Suizidwünsche bedrückend oft aufgrund psychischer Störungen oder akuter Krisen entstehen, in denen die Fähigkeiten zu realistischer Wahrnehmung und sorgfältiger Abwägung getrübt sind:

> Die Willensbildung darf nicht durch eine Krankheit eingeschränkt sein. [...] Insbesondere kommt es hier darauf an, zwischen einer krankheitsbedingten Einschränkung der Willensbildung und der Krankheit als Motiv für den Suizidentschluss zu differenzieren. (AEM 2020, 3)

Hier ist nicht der Ort für eine entsprechende Vertiefung, wohl aber für den Hinweis, dass die Beurteilung im Einzelfall der Expertise eines Psychologen oder Psychiaters bedarf und dass andererseits keineswegs jede psychische Erkrankung mit einer Einschränkung der Urteilsfähigkeit einhergeht. Über beides besteht breiter Konsens.

Erhöhter Vergewisserungsbedarf kann auch bei der *Informiertheit* eines Sterbewilligen vorliegen – etwa über die enormen Möglichkeiten der modernen Palliativmedizin, über psychosoziale Unterstützungsmöglichkeiten, über alle relevanten prognostischen Aspekte seiner Krankheit, vielleicht auch über die Aufschiebbarkeit einer Sterbeentscheidung und über die konkreten Möglichkeiten einer Suizidverwirklichung. Wie auch in anderen medizinischen Kontexten wäre zu fordern, dass Patienten wichtig erscheinende Informationen respektvoll, geduldig und verständlich dargeboten werden, dass man mit ihnen in ein sondierendes und abwägendes Entscheidungsgespräch eintritt, wenn dies gewünscht wird. Und schließlich sind auch die *Freiheit* von kontrollierenden Einflüssen Dritter und die Stabilität eines Sterbewunsches sorgsam zu prüfen – sei es mit Blick auf ein Schwanken des Entschlusses, das hier besonders typisch sein kann, oder auf (vermeintlichen) Erwartungsdruck (s. Kap. 4.5). Andererseits dürfen die formalen Prüfhürden nicht so hoch gehängt werden, dass sie (unter Umständen absichtsvoll) Suizide faktisch vereiteln oder unangemessen lange hinauszögern. Vorschläge, wie sie aktuell in Reaktion auf das Urteil des Bundesverfassungsgerichts vom Februar 2020 kursieren: Suizidhilfe außerhalb schwerster oder terminaler Krankheit einer Bedenkfrist von mindestens einem Jahr und dem Votum einer Ethikkommission zu unterwerfen, scheinen in dieser Hinsicht angreifbar.

Für die Bündelung der genannten drei (oder im Kontext von Suizidhilfe: vier) diskutierten inhaltsneutralen Bedingungen verwenden Juristen sehr häufig den Sammelbegriff ›Freiverantwortlichkeit‹ – so zuletzt auch das Bundesverfassungsgericht mit vielen Verweisen (BVerfG 2020, Rz. 240–247). Auch Ethiker tun dies gelegentlich, wenn sie unmissverständlich deutlich machen wollen, dass ihr Verständnis von Entscheidungsautonomie rein prozedural und dabei nicht übermäßig anspruchsvoll ist.

3.4 Anerkennung von Sterbe(hilfe)wünschen II: Wertkohärenz?

Wenn Selbstbestimmung in der Lebensplanung und auch im Sterben ihre normative Bedeutung wesentlich daraus bezieht, dass sie die subjektive Perspektive und Autorität der Entscheider zum Ausdruck bringt, scheint es zwingend, dass deren Entscheidungen sich an den jeweils eigenen Grundüberzeugungen ausrichten sollten. Nicht der eigentliche Inhalt eines Sterbewunsches, wohl aber sein inhaltliches Zusammenpassen mit den entscheidungsbedeutsamen Werten und Überzeugungen des Betroffenen ist hier gefragt. In der Ethik wird diese Bedingung der Wertkohärenz häufig als *Authentizität* oder personale Autonomie diskutiert und wiederum auf sehr verschiedene Weisen ausbuchstabiert, mit stark divergierenden Anforderungen etwa an Entstehung, Reflektiertheit, Begründetheit und andere Merkmale solcher in einem starken Sinne *eigenen* Wünsche oder Präferenzen (vgl. Christman 2009; Quante 2002).

Nun kann man, wie gesagt, aus der Perspektive der skizzierten liberalen Ethik gar nicht in Frage stellen, dass autorisierende Lebens- und Sterbeentscheidungen in irgendeinem innerem Zusammenhang mit dem stehen sollten, was dem Entscheider wirklich wichtig ist. Strittig ist jedoch, *was* genau hier *wie* sichergestellt werden soll. Dazu lässt sich zunächst anführen, dass die reinen Verfahrensvorschriften (inklusive angemessener Bedenkzeiten) in vermutlich sehr vielen Fällen hinreichend sind und am besten dafür sorgen, dass Menschen ihre je eigenen Entscheidungen treffen – so, wie wir es einander auch in anderen essentiellen Lebensfragen unterstellen. Aus dieser Sicht gehört es zur Urteilsfähigkeit von Alltagsentscheidern, dass sie eigene Wertvorstellungen haben und diese in der Regel auch zum Maßstab ihrer Entschlüsse machen.

Ein weiteres Verfahren, um die subjektive Wertkohärenz wichtiger Lebens- und Sterbeentscheidungen zu befördern, wäre die Verpflichtung zu einer ergebnisoffenen Beratung, wie sie auch vor Schwangerschaftsabbrüchen erfolgen muss. Ein vertrauter und erfahrener Arzt, vielleicht gemeinsam mit einem Psychologen, könnte vermutlich Entschlüsse verhindern, die auf einer eklatanten Überschätzung von Risiken, auf dem subjektiven Überbewerten oder aber Ausblenden subjektiv relevanter Aspekte zu beruhen scheinen.

Auch im Umgang mit der Ambivalenz, die selbst Todeswünsche jenseits von psychischer Störung und Lebenskrise häufig auszeichnet, wären Bedenkzeit und beratende Gespräche wohl der richtige Weg. Leicht aber kann mit der Einsicht, dass gerade *suizidale* Sterbewünsche in den Grauzonen zwischen Störung und Normalität, Hoffnungslosigkeit und Hoffnung, Individualität und Zeitgeist angesiedelt seien, diesen Wünschen so unausgesprochen wie unberechtigt eine Art Sonderstatus zugeschrieben werden, der tendenziell ihre Autorität in Frage stellt. Eine solche kulturkritische Pseudo-Pathologisierung schiene verfehlt, auch wenn anzuerkennen ist, dass Sterbewünsche ebenso schwankend sein können und ebenso sozial eingebettet sind wie andere existentiell-private Wünsche (Rössler 2017, 63 ff.). Am Ende muss auch der Umgang eines urteilsfähigen und aufgeklärten Sterbewilligen mit der eigenen Ambivalenz seine höchstpersönliche Sache sein. Wer würde etwa einem *André Gorz* auf dieser Ebene direktiv in sein Leben hineinreden dürfen?

Aber ist nicht bereits ein solches Drängen auf Stimmigkeit aus der Sicht eines Bewertungssubjektivismus eine erste Stufe der Zensur? Können nicht auch Spontaneität, Unvernünftigkeit und Wertinstabilität durchaus zu jemandes Charakter gehören? Und werden nicht die Forderungen nach Überlegungsvernünftigkeit und Wertkohärenz leicht zu Einfallstoren einer versteckten Bevormundung? Diese Fragen zielen auf das bereits angedeutete Konfliktfeld zwischen Freiheits- und Wohlergehensschutz, das bei Entscheidungen zum Tode so vermint scheint wie kaum sonst. Doch an dieser Stelle finde ich die Antwort noch vergleichsweise einfach: Da es in jedermanns Interesse liegt, vor subjektiv *uneigentlichen* Suizidentscheidungen geschützt zu werden, ist die Sorge um das Recht auf Spontaneität zu vernachlässigen. Nicht nur Nahestehende und persönlich an der Umsetzung von Sterbewünschen Beteiligte dürfen, ja müssen nachfragende Zweifel an der Stimmigkeit dieser Wünsche anmelden, wenn ihnen dies berechtigt erscheint. So verstanden sind die vielstimmigen Forderungen, Sterbewünsche müssten sich als ›besonnen‹, ›ernsthaft‹ oder ›vernünftig‹ erweisen, bevor man sie respektieren dürfe, sehr wohl vereinbar mit einem Bewertungssubjektivismus, der hier (nur) durch das Drängen auf vernünftiges Reflektieren flankiert wird. Wenn sich etwa jemand im Anfangsstadium einer diagnostizierten Demenz suizidieren wollte, obgleich noch viele Monate eines durchaus orientierten Lebens und Zusammenseins mit den ihm wichtigen Menschen vor ihm liegen könnten, ist es in meinen Augen richtig, dieses Anliegen in einem beratenden Gespräch zunächst in Frage zu stellen.

3.5 Anerkennung von Sterbe(hilfe)wünschen III: intersubjektiv gute Gründe?

Was aber, wenn Suizidwünsche zwar freiverantwortlich und subjektiv stimmig sind, aber auf Wertprämissen beruhen, die aus intersubjektiver Perspektive vollkommen abwegig anmuten? Als Beispiel sei hier der viel zitierte (aber vermutlich gänzlich unrealistische) ansonsten psychisch gesunde Dreißigjährige genannt, der aus Liebeskummer *anhaltend* nicht weiterleben möchte. Oder der Fanatiker, der sich, einem (stabilen) persönlichen Dogma gehorchend, mit der Vollendung seines 50. Lebensjahrs suizidieren will.

Für Vertreter einer interessenbasierten Ethik, der es vorrangig um die Beförderung von Wohlergehen und die Linderung von Leid geht (s. Kap. 2.5), ist es moralisch falsch, jemanden darin zu unterstützen, dass er potentiell gute Lebensjahre verschenkt. Für Suizidhilfe wird hier daher die *Nachvollziehbarkeit* des Todeswunsches gefordert. Nicht etwa in der generellen Zurückweisung des Wertsubjektivismus, sondern in der Überzeugung, dass ein konkreter Sterbewilliger sich in der Interpretation seiner Grundwerte irren kann und dabei für ihn selbst zu viel auf dem Spiel steht. In den Worten des Wertsubjektivisten Jonathan Glover (mit dem entscheidenden Satz in der Klammer):

> Meine Unterstützung Deines Suizids ist nur dann richtig, wenn verschiedene Bedingungen erfüllt sind: Ich muss überzeugt davon sein, dass Deine Entscheidung ernsthaft ist: wohl durchdacht und nicht das Resultat eines emotionalen Ausnahmezustands. (Wenn ich meine, dass Dein Leben wert sein wird gelebt zu werden, beginnt das Gebot, ein wertvolles Leben zu erhalten, in die diametral andere Richtung zu weisen als das Gebot, Deine Autonomie zu respektieren). (Glover 1977, 183; Übers. BSS)

Das Karlsruher Urteil enthält Passagen, die jede Einschränkung des selbstbestimmten Sterbens aufgrund einer inhaltlichen Motivbewertung für grundrechtswidrig erklären und also in diesem Zusammenhang jede Bewertung der Beweggründe nach »allgemeinen Wertmaßstäben« oder »objektiver Vernünftigkeit« untersagen (BVerfG 2020, Rz. 210). Zudem erkennt es das grundsätzliche Anspruchsrecht auf Unterstützung an, soweit diese ihrerseits freiwillig angeboten wird. Aber *sollte* sie angeboten werden? Aus der Sicht einer Ethik, die neben der Freiheit zur eigenen Lebensgestaltung auch das subjektiv gute Leben selbst schützen möchte, ist dies zu verneinen, wenn die subjektive und die intersubjektive Perspektive auf letzteres extrem auseinanderfallen.

Ein sterbehilfefernes Gedankenexperiment für einen solchen Extremfall hat vor 50 Jahren John Rawls mit seinem »Grashalmzähler« in die Debatte gebracht: Ein begabter Mathematiker verbringe – so sollen wir uns vorstellen – freiverantwortlich und beratungsresistent seine gesamte freie Zeit damit, Grashalme in Park- und Rasenflächen auszuzählen (Rawls 1979, 471 f.). Während Rawls meinte, anerkennen zu müssen, dass diese Tätigkeit im besten Interesse des Betroffenen liege, lässt sich das Szenario auch so beurteilen, dass der Bewertungssubjektivismus hier an eine Grenze stößt, die dazu einlädt, einem minimalen Objektivismus das Wort zu reden. Er könnte darin bestehen, Menschen sehr weitgehende Freiheit in der Wahl und Bewertung ihrer Projekte und Pläne zuzugestehen, diese aber doch durch eine moderate intersubjektive Metabewertung zu ergänzen (vgl. Rössler 2017). In Kapitel 2.4.3 wurde vage von einem »flankierten Bewertungssubjektivismus« gesprochen, was bedeuten soll, dass auch eine im Ganzen liberale Ethik bestimmte Lebens- und Sichtweisen vorziehen kann und vielleicht sollte. Im Rahmen der vorliegenden Abhandlung lässt sich diese komplexe Problematik nicht vertiefen (hierzu Wall 2017). Doch wird hier deutlich, dass die Herstellung eines Überlegungsgleichgewichts in Fragen der Sterbehilfe-Ethik auch zu behutsamen Revisionen eines reinen Bewertungssubjektivismus führen könnte.

Ob man dem imaginierten Fanatiker sein Vorhaben nur offensiv ausreden oder ihn daran hindern oder ihn nur nicht unterstützen sollte, bliebe im Einzelnen zu klären. Allemal sind es Fragen, die auch die Zumutbarkeit für Dritte sowie das Selbstverständnis einer humanen Gesellschaft und die Signale, die sie aussendet, betreffen (s. Kap. 4.5 und 5.5). Und es sind, das sei noch einmal betont, für den Sterbehilfe-Kontext sehr theoretische Fragen. Nach aller Erfahrung sind reale und besonnen-freiverantwortliche Suizidwünsche intersubjektiv nachvollziehbar.

3.6 Der Wunsch nach Hilfe

Unter ›Hilfe‹ beim Suizid wird, problematischerweise, sehr Unterschiedliches verstanden und diskutiert – etwa eine Suizidbegleitung in die Schweiz, der Zugang zu einem tödlichen Medikament unter strikten Auflagen, die Angebote von Sterbehilfe-Organisationen oder schließlich der Beistand durch einen vertrauten und kompetenten Arzt, der an Entscheidungsprozess, Ermöglichung und Umsetzung des Suizids begleitend beteiligt ist. Die ethische Beurteilung dieses Ermöglichungsspektrums hängt natürlich von den näheren Umständen ab: vor allem von der Nähe des Akteurs zu dem, der sterben möchte, und den sich daraus ergebenden persönlichen oder institutionellen Verpflichtungen sowie von der Nachvollziehbarkeit des konkreten Suizidwunsches.

Während im Fall des hypothetischen Fanatikers auch das bloße Tolerieren einer Selbsttötung ethisch problematisch scheint, erst recht aber ihre dauerhafte Verhinderung durch Zwang, fällt die Beurteilung von in der Realität geäußerten freiverantwortlichen Sterbewünschen deutlich anders aus. Für leidende Patienten mit schwersten Krankheiten und Beeinträchtigungen muss das kaum erklärt werden: Vor allem mit Blick auf solche Unerträglichkeits-Fälle habe sich zunehmend viele Stimmen zugunsten von Suizidhilfe erhoben. Denn hier zielen die beiden ethischen Grundpflichten – Freiheits- und Wohlergehensschutz – eindeutig in die gleiche Richtung. Für Präventiv- und Hinfälligkeits-Suizide bleibt dies später zu erörtern (s. Kap. 5.3 und 5.4).

In solch eindeutigen Unerträglichkeits-Fällen jedenfalls kann die *Verweigerung* von Hilfe nicht nur ethisch falsch, sondern geradezu skandalös sein. Denn ohne sie – das heißt in aller Regel: ohne Zugang zu einem tödlichen Medikament – bleiben einem zum Suizid Entschlossenen nur extrem belastende Suizidstrategien oder der Weg des Sterbefastens (s. Kap. 5.1). Oder er sieht sich gezwungen, gegen seinen entschiedenen Willen weiterzuleben. Alle drei Optionen sind Zumutungen. Ihre Ungeheuerlichkeit wird erst dann ersichtlich, wenn man sich klarmacht, dass derselbe Patient, wäre er etwa als Nierenkranker auf eine Blutwäschebehandlung angewiesen, ohne Widerstände durch einen Therapieverzicht aus dem Leben scheiden könnte. Nun aber soll er sich mangels Alternativen erschießen, erhängen, ertränken oder von einer Brücke springen? Solche ›Brutalsuizide‹, wie sie in der Debatte nicht selten bezeichnet werden, verlangen von den Suizidenten Unmenschliches und Demütigendes. Und nicht selten werden dadurch auch Außenstehende, etwa Lokführer oder Rettungsdienste schwerst belastet. Bettlägerigen Schwerstkranken stehen zudem oft schon wegen ihrer körperlichen Verfassung nicht einmal Brutalsuizide offen. Wenn doch, erfordern sie womöglich enorme psychische Selbstüberwindung, eine belastende Logistik, wie etwa den zumeist illegalen Kauf einer Waffe, und eine sehr einsame (weil Nahestehenden schon als Anblick gar nicht zumutbare) Ausführung. Hürden also, die man niemandem wünschen oder zumuten sollte, dessen Handeln man billigt – es sei denn, es gäbe ernsthafte Gegengründe. Und auch die ›Nötigung‹ zu einem Tod durch Sterbefasten wäre ohne solche Gegengründe eine unvertretbare, übergriffige Direktive, zumal auch diese Möglichkeit im Einzelfall auf äußere und innere Schwierigkeiten treffen kann.

Zu wissen, dass es für den schlimmsten Fall eine zuverlässige »Exitstrategie« gibt, wie der Schriftsteller Wolfgang Herrndorf es formuliert hat: Schon das allein kann Patienten so sehr beruhigen, dass sie ihre Aufmerksamkeit wieder mehr dem noch verbleibenden Leben widmen können und es vielleicht bis zuletzt ertragen wollen. Etwa ein Drittel der Patienten aus Oregon macht von der ihnen zugebilligten Exitstrategie, dem rezeptierten tödlichen Medikament, am Ende gar keinen Gebrauch

(Oregon Health Authority 2020, 4). Der lebenshungrige und arbeitswütige Herrndorf, an einem unheilbaren Hirntumor erkrankt, fand hingegen nur eine illegale Pistolen-Exitstrategie, weil seine Ärzte ihn im Stich ließen. Doch auch die Verfügbarkeit der Pistole beruhigte ihn so sehr, dass er erst dann von ihr Gebrauch machte, als es dazu schon fast zu spät war (Herrndorf 2013, S. 75 ff. und 445).

4
Sterbehilfen:
prinzipielle Vorbehalte?

Im Folgenden sollen nun in kritischer Absicht verschiedene Einschränkungs- und Verbotsargumente gegenüber Sterbehilfen analysiert werden, wie sie hinter der *dogmatisch-konservativen Position* und der von ihr dominierten Praxis stehen.

4.1 Kausalstruktur und Absichtlichkeit

Wenn sterbende Patienten an Schmerzen, Atemnot oder angstvoller Unruhe leiden und diese Symptome nur noch mit Mitteln behandelt werden können, die zugleich das Sterben beschleunigen, gilt solche indirekte Sterbehilfe (s. Kap. 2.2) als mutmaßlich in ihrem Interesse liegend und als ethisch geboten. So schreibt die Bundesärztekammer:

> Bei Sterbenden kann die Linderung des Leidens so im Vordergrund stehen, dass eine möglicherweise dadurch bedingte unvermeidbare Lebensverkürzung hingenommen werden darf.
>
> (BÄK 2011, A347)

Statt einer expliziten Rechtfertigung wird zumeist daran erinnert, dass hier der frühere Tod ja lediglich als »Nebenwirkung« des nach medizinischen Kriterien angezeigten ärztlichen Handelns »in Kauf genommen« werde (vgl. Nationaler Ethik-

J. B. Metzler © Springer-Verlag GmbH Deutschland, ein Teil von Springer Nature, 2020
B. Schöne-Seifert, *Beim Sterben helfen – dürfen wir das?*, https://doi.org/10.1007/978-3-476-05653-5_4

rat 2006, 74). Beide Schlüsselbegriffe wiederum verweisen auf eine ethische Ausnahmelegitimierung für eigentlich verbotenes Handeln, die in der Tradition der katholischen Moraltheologie steht und als Doppeleffekt-Lehre bezeichnet wird (Übersicht bei McIntyre 2019). Obwohl ihre Rechtfertigungsstrategie in einer säkularen Gesellschaft nicht mehr mit der Autorität der Kirchenväter – allen voran Thomas von Aquin – begründet werden kann, und obwohl die dezidiert katholische Herkunft dieser Doktrin vielen Adressaten nicht bekannt ist, scheint sie zumindest im Sterbekontext ein hohes Maß an anfänglicher Überzeugungskraft zu haben. Zunächst könnte man meinen, die hier zugelassene Ausnahmegenehmigung laufe auf eine intersubjektiv unstrittige *Güterabwägung* hinaus: Sterben ohne Qual gegen eine um wenige Stunden oder Tage verlängerte Lebenszeit. Doch so einfach funktioniert die Rechtfertigung nicht, da sie ausdrücklich verlangt, der bewirkte Todeseintritt müsse in einem objektiv kausalen (und nicht nur subjektiv wertenden) Sinn als ›Nebenwirkung‹ eintreten. Damit markiert die Doppeleffekt-Lehre zugleich das *Nicht*erlaubte (Sulmasy/Pellegrino 1999). Nehmen wir zu Illustrationszwecken folgenden zugespitzten Vergleich:

Fall A (indirekte Sterbehilfe):
Ein absehbar sterbender und schmerzgequälter Patient erhält eine medizinisch angemessene Dosis eines Schmerzmedikaments X, von dem der behandelnde Arzt hofft, dass es wirkt und zugleich so gut wie sicher weiß, dass es bei diesem Patienten das Leben verkürzen wird. Es gibt keine andere Behandlungsalternative. Der Patient stirbt 30 Minuten später.

Fall B (aktive Sterbehilfe):
Ein absehbar sterbender und schmerzgequälter Patient spricht auf das einzig verfügbare Schmerzmittel X nicht mehr an. Sein Arzt verabreicht ihm auf seine ausdrückliche Bitte hin eine tödliche Überdosis desselben, an welcher der Patient 30 Minuten später stirbt.

Beide Fälle, die in ihrer Konstruiertheit anmuten wie Fälle aus einem Strafrechtsseminar, entsprechen einander in den Randbedingungen und hinsichtlich der gegebenenfalls rechtfertigenden Güterabwägung: Sterben ohne Qual gegen eine marginal verlängerte Lebenszeit. Nach der Doppeleffekt-Lehre (im Folgenden: DEL) aber ist die Handlung in Fall B dennoch ethisch absolut unzulässig:

> Die Doppeleffekt-Lehre ist ein normatives Prinzip, demzufolge es im Verfolgen des Guten manchmal moralisch zulässig ist, etwas Schlechtes als Nebeneffekt oder als bloß in Kauf genommene Folge zu bewirken: Dasselbe Schlechte ließe sich als beabsichtigtes *Mittel* oder Ziel moralisch nicht rechtfertigen.
>
> (Di Nucci 2012, o. S.; Hervorh. und Übers. BSS)

Moralische Entlastung wird also ausdrücklich nur dann gewährt, wenn der Handelnde (1) das Übel subjektiv lediglich toleriert und es (2) objektiv im Geflecht der Ursachen und Wirkungen keine kausale Voraussetzung für den Eintritt des Guten ist. Beide Forderungen werden in anhaltenden Debatten von verschiedenen Philosophen als unscharf oder kontraintuitiv kritisiert (vgl. etwa Glover 1977, 86 ff.), was aber die konträre *dogmatisch-konservative Position* nicht nachhaltig beeinflusst hat. Es sind drei leicht zu übersehende Punkte, mit denen sich die mangelnde Plausibilität der DEL-Grenzziehung auswcisen lässt.

Erstens, zu Bedingung (1), ist im Sterbehilfe-Kontext der Tod von vorherein nicht als Übel zu bezeichnen, das möglichst zu verhindern wäre. Wohl *wäre* ein vermeidbarer und vom Sterbenden nicht gewollter Tod ein Übel; aus interessenethischer Perspektive (siehe Kap. 2.5) ist er das hier aber gerade nicht mehr. Schon damit wird die Forderung geradezu verlogen, das frühere Eintreten des Todes sei *bedauernd* (einem Übel angemessen) in Kauf zu nehmen. Man prüfe: Wären Ärzte oder Angehörige erleichtert, wenn diese Nebenwirkung *nicht* einträte und der Sterbende schmerzfrei noch einige Stunden länger leben könnte?

Zweitens – ebenfalls zu Bedingung (1) – ist zu hoffen und auch praktisch immer zu unterstellen, dass Ärzte und andere mögliche Sterbehelfer einen Patient014 niemals in dem Sinne beabsichtigen, dass sie ihn *um seiner selbst willen* herbeiführen wollen. Natürlich sollten sie ihn nur um einer anderen – patientendienlichen – Handlungsfolge willen beabsichtigen: zum Zweck der Leidlinderung und des Respekts vor der Patientenautonomie. Um aber die moralische Bedeutung einer patientendienlichen Grundhaltung, auch im Sterbekontext, einzusehen und einzufordern, braucht man die DEL nicht.

Drittens will die DEL mit ihrer Bedingung (2) den Unterschied zwischen einem Um-seiner-selbst-willen-Beabsichtigen und einem abwägungsbedingten Inkaufnehmen des Patiententods auf ein zusätzliches objektives Fundament stellen. Es wird unterstellt, dass nur Effekte, die weder direktes Ziel noch Mittel zum Ziel einer Handlung sind, Gegenstand bedauernder (oder eben nicht-bedauernder) Inkaufnahme sein können. Das ist ein dogmatisches Postulat. Für Ziele, *um derentwillen* man agiert, leuchtet es ein: Etwas um seiner selbst willen zu wünschen, schließt logisch aus, dass man es gleichzeitig *nur* um einer anderen beabsichtigten Handlungsfolge willen toleriert. Für Mittel jedoch, die zum Erreichen eines Ziels erforderlich sind oder scheinen, gibt es eine solche begriffliche Einschränkung nicht. Ein im Ergebnis richtiges Abwägen von Zielen gegen Mittel kann grundsätzlich ebenso entlastend (für Handlung wie Gesinnung) sein wie ein inhaltlich identisches Abwägen von Zielen gegen Nebenwirkungen. Entscheidend ist die kontextabhängige Verhältnismäßigkeit der verschiedenen Effekte, gemessen in der Verletzung von Rechten und der Beförderung von Interessen. Ob, wie im obigen Fall A, der Tod eines Sterbewilligen *nach* der Schmerzfreiheit eintritt oder die Schmerzfreiheit erst *durch* den Tod wie in Fall B, scheint ethisch einfach irrelevant. Beide Male ist die ärztliche Handlung ursächlich für den Tod und beide Male sieht der (gute) Arzt ihn voraus und muss ihn mitverantworten. Die gegenteilige Auffassung fügt sich nicht in vernünftige Vorstellungen über die Zuschreibung und Entlastung von Verantwortung. Jedenfalls im Kontext von Sterbehilfe verbietet die DEL einerseits zu viel und erlaubt andererseits etwas aus den falschen Gründen.

Indirekte Sterbehilfe, so mein Fazit, ist ethisch deswegen geboten, weil sie, vernünftig abwägend, ein erträgliches Lebensende auf Kosten einer zusätzlichen Lebenszeit von Stunden oder Tagen ermöglicht. Diese Bevorzugung unterstellen wir (mutmaßend) zu Recht auch allen Sterbenden selbst, die sich dazu nicht mehr haben äußern können. Die *dogmatisch-konservative Position* hingegen suggeriert, dass die Todesbeschleunigung hier nur deswegen und ausnahmsweise erlaubt sei, weil sie als bloße ›Nebenwirkung‹ eintrete und daher von einem sie nur ›tolerierenden‹ Arzt nur schwach verantwortet werden müsse. Die Suggestionskraft dieser Rechtfertigung hängt an drei pragmatischen Aspekten: Erstens ist eine Todesbeschleunigung durch palliative Maßnahmen in den allermeisten Fällen höchstens eine mögliche, aber keine sicher vorhersagbare Nebenfolge. Damit können alle Beteiligten sich psychologisch mit der Hoffnung entlasten, sie sei vielleicht vermeidbar und gehöre damit nicht zum (zu verantwortenden) Handlungsplan. Zweitens rückt indirekte Sterbehilfe damit nahe an andere ärztliche Tätigkeiten heran, bei denen es Nebenwirkungen zu tolerieren gilt, und scheint so weniger bedrohlich. Drittens kommt sie faktisch überhaupt nur für Schwerstkranke infrage und hat, anders als Suizid- und aktive Sterbehilfe, von vornherein kein Ausweitungspotential. Doch diese Aspekte stehen allesamt auf einem anderen Blatt als dem einer Unterscheidung zwischen Mittelverbot und Nebenwirkungserlaubnis für ein und dieselbe Handlungsfolge, die als ethisches Unterscheidungskriterium (gegenüber ›direkter‹ Suizid- oder Sterbehilfe) nicht überzeugt.

4.2 Kausalrollen, Verantwortung und der ›natürliche Tod‹

Die *dogmatisch-konservative Position* akzeptiert in ethischer Hinsicht, was auch geltendes Recht in Deutschland (und anderen westlichen Ländern) verlangt: Patienten haben, jedenfalls solange sie freiverantwortlich entscheiden können, ein absolutes Vetorecht gegenüber allen lebenserhaltenden medizinischen Maßnahmen. Was aber unterscheidet solche Sterbehilfe durch Behandlungsverzicht (s. Kap. 2.2) kategorisch von der oft als verbotswürdig betrachteten Suizidhilfe? So akzeptiert die *dogmatisch-konservative Position* die Sterbehilfe in Fall C, nicht aber in Fall D:

Fall C (Sterbehilfe durch Behandlungsverzicht):
Ein Patient mit einer schon länger bestehenden und unheilbaren neurologischen Krankheit möchte sein extrem eingeschränktes Leben nicht weiter ertragen müssen. Nachdem er an einer schweren Lungenentzündung erkrankt ist, verweigert er freiverantwortlich die Zustimmung zu einer erforderlich werdenden Beatmungstherapie und stirbt unter palliativer Versorgung.

Fall D (Suizidhilfe):
Derselbe Patient mit einer schon länger bestehenden und unheilbaren neurologischen Krankheit möchte sein extrem eingeschränktes Leben nicht weiter ertragen müssen, kann dies aber nicht qua Behandlungsverzicht realisieren. Er bittet seinen Arzt freiverantwortlich um Suizidhilfe.

Eine erste Teilerklärung für diese normative Differenzierung hängt daran, wie sich die Akzeptanz passiver Sterbehilfe (ungefähr seit den 1970er Jahren) entwickelt hat. Sie verdankt sich nämlich weniger einer differenzierenden Auseinandersetzung mit Entscheidungen am Lebensende als der generellen Anerkennung eines rechtlichen wie moralischen Patientenrechts auf Selbstbestimmung in Behandlungsfragen. Aus dieser Perspektive ist das Recht, sogar lebenserhaltende Behandlungen abzulehnen, nur die Extremfolge des allgemeinen Vetorechts, die zunächst von der *dogmatisch-konservativen Position* nicht in jeder Hinsicht hingenommen wurde (Sullivan 2007).

Inzwischen jedenfalls wird hier ein kategorischer Unterschied gegenüber Suizidhilfe und aktiver Sterbehilfe angenommen und mit den unterschiedlichen Kausalrollen begründet, die das jeweilige Handeln im tödlichen Gesamtgeschehen hat. In den Worten des Nationalen Ethikrats:

Von Sterbenlassen statt von »passiver Sterbehilfe« wird in dieser Stellungnahme gesprochen, wenn eine lebensverlängernde medizinische Behandlung unterlassen wird und dadurch *der durch den Verlauf der Krankheit bedingte Tod* früher eintritt, als dies mit der Behandlung aller Voraussicht nach der Fall wäre. Das Unterlassen kann darin bestehen, dass eine lebensverlängernde Maßnahme erst gar nicht eingeleitet wird; es *kann auch darin bestehen, dass eine bereits begonnene Maßnahme nicht fortgeführt oder durch aktives Eingreifen* beendet wird.

(Nationaler Ethikrat 2006, 54;
Hervorh. BSS; ebenso BGH 2010, Rz. 30 f.)

Die hier angesprochenen Unterscheidungen – Ausführungs- bzw. Kausalmodus einer Handlung – betreffen zwei verschiedene Ebenen einer *Tun-/Unterlassens*-Grundkontroverse in der Ethik (Birnbacher 1995; Woollard/Howard-Snyder 2016). In dieser komplexen Thematik vertritt die eine Seite, dass es für die moralische Beurteilung einer Verhaltensweise von eigenständiger Bedeutung sein kann, ob sie in einem Tun oder einem Unterlassen besteht. Für Unterlassungsverhalten, so die Grundidee, stünden Akteure aus prinzipiellen Gründen weniger oder anders in der moralischen Verantwortung als für ein aktives Tun. Die Gegenseite bestreitet dies. Sie führt die – nach ihrer Ansicht nur scheinbar genuine – Bedeutung dieser Unterscheidung darauf zurück, dass Unterlassungsverhalten sehr häufig mit anderen Randbedingungen einhergeht als ein entsprechendes tätiges Verhalten. So seien hier sehr oft jeweils unterschiedliche Motive, Folgen, Rechte oder vorgängig zugeschriebene Verantwortungen im Spiel. Unberechtigt sei hingegen, die Bedeutung solcher Kontextfaktoren der Aktiv/Passiv-Differenz *selbst* zuzuschreiben (Birnbacher 1995, 1177 ff.). Die Gründe für diese Position werden im Folgenden skizziert. Zugleich aber lässt sich die *dogmatisch-konservative Position* an dieser Stelle auch so verstehen, dass sie eine bestimmte inhaltliche Annahme über das moralisch richtige Sterben macht: nämlich das Warten auf den *natürlichen Tod*. Diese auf den ersten Blick undurchsichtige Verzahnung zweier Argumente, eines formalen und eines inhaltlichen, verleiht der *dogmatisch-konservativen Position* besondere Autorität und macht ihre Zurückweisung philosophisch zu einem Kernstück der Sterbehilfe-Debatten.

Die Lehre von der genuinen ethischen Bedeutsamkeit der Tun-/Unterlassens-Differenz nimmt ihren Ausgang von verallgemeinernden Vergleichen. Offenkundig ist es fast immer moralisch erheblich verwerflicher, andere Menschen gegen ihren Willen zu töten, als sie gegen ihren Willen sterben zu lassen; unzulässiger also, einen Widersacher zu erschießen als ein unbekanntes Kind in Afrika verhungern zu lassen. Die hierbei verallgemeinernd unterstellbaren Unterschiede in der Motivation des Handelnden, in seiner moralischen Verantwortung, der Vermeidbarkeit des Verhaltens und anderes mehr können diese Bewertungsdiskrepanz durchaus erklären. Strittig wird die Beurteilung jedoch, wenn Aktiv/Passiv-Vergleiche für Situationen mit identischen relevanten Randbedingungen angestellt werden. Dann erlaube die bloß negative Kausalrolle des Handelnden als solche keine moralische Entlastung.

Zur Bekräftigung dieser Überzeugung taugt ein berühmt gewordenes vergleichendes Gedankenexperiment des Philosophen James Rachels: Ein erster Mann ertränkt seinen kleinen Cousin in der Badewanne, um ihn beerben zu können, während im Vergleichsfall ein zweiter Mann mit exakt identischen Absichten den Zufall ausnutzt, dass sein kleiner Cousin von allein in die Wanne stürzt und ohnmächtig unter Wasser rutscht, während er selbst daneben steht. Ist nicht des zweiten Mannes vorsätzlicher Verzicht darauf, den Kleinen wieder hochzuziehen, ebenso verwerflich wie der Mord im ersten Fall? Zeigt dies nicht, dass die moralische Verantwortung für ein Verhalten unabhängig von der rein formalen (positiven oder negativen) Kausalrolle ist (oder schwächer: sein *kann*), die dieses Verhalten im Geflecht der Ursachen hat? Sind nicht also aktive und passive Suizid-/Sterbehilfe unter sonst gleichen Randbedingungen moralisch gleichwertig (Rachels 1975)?

Neben Zustimmung sind hierauf unterschiedliche Gegenpositionen entwickelt worden. Vorherrschend sind Verweise auf das ärztliche Ethos (vgl. Kap. 4.4) und auf die sozialen Kosten (vgl. Kap. 4.5) einer passiven gegenüber einer aktiven Sterbehilfe-*Praxis* (vgl. Gillon 1988). Die meisten Vertreter der *dogmatisch-konservativen Position* aber halten die moralische Ungleichheit passiver und aktiver Sterbehilfe auch unter identischen Randbedingungen und Absicherungen wohl für selbstevident. Schon vor 25 Jahren diagnostizierte der Philosoph Dieter Birnbacher:

> Überraschenderweise scheint ein Großteil der Vertreter einer folgenunabhängigen moralischen Relevanz der [Handeln-Unterlassen-]Unterscheidung eine Begründung entweder nicht für möglich oder nicht für nötig zu halten. Anders, scheint es, ist der Dogmatismus nicht zu erklären, mit der die eigenständige moralische Unterscheidung in der Regel behauptet wird. [...] Ein weitgehendes Begründungsdefizit ist auch für die rechtswissenschaftliche Tradition zu konstatieren. (Birnbacher 1995, 118)

An diesem Befund hat sich wenig geändert. Ein eindrückliches Beispiel hierfür gibt die schon mehrfach zitierte Stellungnahme des Nationalen Ethikrats ab, die mit keinem Wort begründet, weshalb passive, nicht aber aktive Sterbehilfe unter bestimmten Bedingungen normativ zulässig wäre. Einzig der immer wieder auftauchende Verweis auf den ›natürlichen Tod‹, um dessen Ermöglichung es bei der passiven Sterbehilfe gehe, legt nahe, ihn und seinen logischen und moralischen Zusammenhang mit den Sterbehilfe-Bewertungen zu analysieren. Hier noch einmal der Ethikrat:

> Wenn ein Arzt einem Patienten eine lebenserhaltende Maßnahme vorenthält, sie entweder nicht einleitet oder wieder abbricht, lässt er ihn am *natürlichen Verlauf der Krankheit* sterben. Gleichwohl ist die Handlung zweifelsfrei eine *Tötung*, wenn die Maßnahme medizinisch indiziert war und gegen den Willen des Betroffenen unterbleibt. Man muss also hinzudenken, dass es nicht einfach um Sterbenlassen geht, sondern um Sterbenlassen auf Verlangen oder um Sterbenlassen in aussichtsloser Situation, wenn medizinische Maßnahmen ungeeignet sind, das Leben des Betroffenen weiter zu erhalten.
> (Nationaler Ethikrat 2006, 56; Hervorh. BSS)

Was genau ist ein natürlicher Tod? Und könnte seine Vorzugswürdigkeit eine Begründung für die unterschiedliche Bewertung passiven versus aktiven Zum-Tode-Beitragens leisten? Ich sehe drei alternative (und nicht immer trennscharf verwendete) Lesarten dieses Schlüsselbegriffs, die ich theologisch-metaphysisch, romantisierend und prozedural nennen möchte.

1. Einer theologisch-metaphysischen Auffassung zufolge haben Gott oder die Natur den Todeszeitpunkt des Menschen be-

stimmt, der ihn in Demut abwarten sollte. Offenkundig steht diese Position in deutlicher Spannung zu der weiteren Standardüberzeugung, dass Menschen ihren Tod verhindern dürfen und sollen, soweit sie das durch medizinische Behandlungen bewirken und ertragen können. Wie genau der argumentative Spagat zu bewerkstelligen ist, dass ›natürliche‹ Krankheiten bekämpft, ›künstliche‹ Behandlungen verwendet, ›künstliche‹ Lebensbeendigung aber wiederum nicht eingesetzt werden soll, damit am Ende immer ein natürlicher Tod eintritt, bleibt Aufgabe der Vertreter dieser Auffassung. Klar aber ist, dass Vorstellungen von der ›weisen‹ Natur oder einem (nur) das Sterbenlassen erlaubenden Gott in einer auf Weltanschauungs- und Religionsfreiheit verpflichteten Gesellschaft nicht zur Grundlage einer allgemein verbindlichen Ethik gemacht werden können.

2. Nach der romantisierenden Vorstellung ist der natürliche Tod, zumindest in aller Regel, auch der richtigere Tod, weil er Erfahrungen – vom allmählichen Verlöschen – bereithält, die Menschen sonst nicht machen können. Gegen die Autorität dieser Argumentation sprechen der Wertsubjektivismus und das Selbstbestimmungsrecht, auf das sich die liberale Ethik verpflichtet sieht. Aber auch als bloß intersubjektive Werterfahrung steht die Vorstellung, der Tod durch Altersschwäche oder Krankheit sei vergleichsweise schöner oder erfahrungsreicher als das Sterben durch direkte Einwirkung, auf tönernen Füßen. Das belegt das Votum zahlloser Patienten, die sich nichts sehnlicher wünschen als ein Ende ihres Leidens, wodurch die Sterbehilfedebatten ja erst in Gang gesetzt wurden. Zudem gilt, dass der Appell an ein naturbelassenes Sterben schon begrifflich schwierig ist. In den anschaulichen Worten des Strafrechtlers Günther Jakobs:

> Zudem, dies beiläufig, dürfte heute kaum etwas fragwürdiger sein als die Grenze von Natur und Artefakt beim menschlichen Leben. Was ist, zumal bei alten Menschen, Werk der Natur und was Kunst? Nach der Entwicklung von Methoden, Schwangerschaften zu manipulieren, nach der erfolgreichen Bekämpfung des Kindbettfiebers wie der Kindersterblichkeit, der großen Seu-

chen, nach der Ermöglichung medikamentöser Behandlung vieler Gebrechen, nach der Entwicklung von Herzschrittmachern und der Ermöglichung von Organtransplantationen etc. bleibt für die Trennung von Natur und Kunst nur noch Äußerliches, Phänotypisches. Beispielhaft: Es gelingt, einen Infarktpatienten so zu reanimieren, daß sein Leben keiner äußeren Stütze mehr bedarf; aber mehr als ein extrem reduziertes Leben wird nicht erreicht. Wie soll man dem soeben vom Tod zum Leben Zurückgerufenen erklären, dieser müsse die Reduktion als seine Natur akzeptieren? [...] (Jakobs 1998, 30).

3. Die prozedurale Lesart des natürlichen Todes schließlich orientiert sich tendenziell am rechtsmedizinischen Begriffsverständnis, wonach dieser ein Tod ohne Unfälle oder rechtswidrige Fremdeinwirkung ist. Damit fällt der natürliche Tod in eins mit dem Tod durch Krankheiten oder Altersschwäche – mit oder ohne (zulässigen) Behandlungsabbruch. Zugleich wird damit die Begründungsfigur ›Sterbenlassen ist erlaubt, weil es einen natürlichen Tod zulässt‹ zu einem fruchtlos zirkulären Argument: ›Sterbenlassen ist erlaubt, weil es einen Tod ohne rechtswidrigen Eingriff (nämlich: einen Tod durch Sterbenlassen) zulässt.‹ Dass dieses Problem ebenso wenig augenfällig wird wie die Probleme der beiden anderen Lesarten, hängt höchstwahrscheinlich an einem undurchsichtigen Schwanken des Begriffsverständnisses zwischen allen drei Positionen – auf Seiten der Argumentierenden wie auf Seiten der Zuhörenden. Festzuhalten bleibt dennoch, dass der Verweis auf den natürlichen Tod der *dogmatisch-konservativen Position* keine tragfähige Begründung dafür liefert, weshalb passive, nicht aber aktive Sterbehilfe unter bestimmten Bedingungen normativ zulässig wäre. Auch wenn man anerkennen muss, dass Menschen schon immer psychologische und vermeintliche moralische Entlastung darin gefunden haben, der Natur einen Teil der Verantwortung zuzuschieben, die sie selber nicht tragen wollen oder können.

Fazit: Freiverantwortlich verlangte Sterbehilfe durch Therapieverzicht ist nicht deswegen ethisch legitim, weil ein natürlicher Tod der richtigere Tod wäre oder weil ein zulassender Kausalbeitrag zum Eintritt eines Ereignisses automatisch mit weniger Verantwortung einherginge als ein tätiger. Vielmehr ist es moralisch richtig, Entscheidungen über ein Weiterlebenwollen mit oder durch medizinische Behandlungsmaßnahmen *letztlich* den betroffenen Kranken selbst zu überantworten. Solange die eingeräumte Entscheidungshoheit zu einigermaßen nachvollziehbaren Resultaten führt – Freiheits- und Wohlergehensschutz also in dieselbe Richtung weisen – stößt ihre Anerkennung auf breite Zustimmung. Das war keineswegs immer so, weil in der Medizin lange Zeit weder Selbstbestimmung noch ein Bewertungssubjektivismus hoch im Kurs standen. Und auch gegenwärtig, nachdem urteilsfähigen Patienten mit der Einwilligungsdoktrin *peu à peu* ein absolutes Recht auf Behandlungsautorisierung zugestanden worden ist, kann dies bei ihren Behandlern zu erheblicher moralischer Verzweiflung führen – etwa im Fall von Zeugen Jehovas, die zwar nicht das Weiterleben als *solches*, wohl aber eine dafür gegebenenfalls erforderliche Bluttransfusion aus religiösen Gründen ablehnen. Oder dann, wenn jemand lieber sterben als amputiert werden möchte, obgleich seine Ärzte ihm eine viel bessere Lebensqualität voraussagen, als er glauben will. Und doch wird das Vetorecht auch hier akzeptiert. Wohl sollten Ärzte bei intersubjektiv nicht nachvollziehbaren Gründen all ihre Überzeugungskraft einsetzen, um Patienten zu einer Behandlung zu bewegen. Doch am Ende hängt das allgemeine Vertrauen in eine Medizin ohne Zwangsbehandlung eben gerade an der Ausnahmslosigkeit, mit der die Autorisierungshoheit aller urteilsfähigen Patienten geschützt wird. *Deswegen*, durch diese Kontextualisierung, wird jeder, auch ein tödlicher, Behandlungsverzicht inzwischen auf gänzlich andere Weise respektiert als ein Suizid unter sonst gleichen Umständen.

4.3 Suizid als Skandal?

Suizide, die primär der Flucht aus politischen, finanziellen oder familiären Verpflichtungen dienen und deshalb als feige oder verantwortungslos getadelt werden, sind nicht Gegenstand dieses Buches. Aber auch Unerträglichkeits- und insbesondere Präventiv- oder Hinfälligkeits-Suizide können in Einzelfällen bewirken, dass Angehörige sich im Stich gelassen oder mitschuldig fühlen – oder den Entschluss moralisch nicht akzeptieren. Umgekehrt können solche Suizide sehr wohl dadurch mitmotiviert sein, den eigenen Angehörigen aus Liebe vermeintliche Zumutungen ersparen zu wollen. So richtig es aus Sicht der Gesellschaft ist, in all solchen Konstellationen zumindest für verlässliche pflegerische und materielle Entlastung zu sorgen, so sehr gehören Fragen des eigenen Lebensendes und die damit oft *auch* zusammenhängenden Würde- und Näheaspekte in den Bereich höchst privater Aushandlungen und Entscheidungen, bei denen Außenstehende allenfalls Hilfestellung leisten können.

Im Übrigen löst die Nachricht von einem Suizid in uns tendenziell eine andere Reaktion aus als die Mitteilung, jemand sei durch einen Behandlungsverzicht zu Tode gekommen. Bei Suiziden befürchten wir spontan, der nun Tote habe aufgrund einer psychischen Erkrankung gehandelt oder zumindest übereilt, unvernünftig und vielleicht in einer Krise, deren Ausgang wir bedauern. Möglicherweise assoziieren wir intuitiv, der Betroffene hätte entweder eine psychiatrische Behandlung gebraucht oder aber mehr Unterstützung – sei es, um seine Lebenssituation zu ändern, sei es, um seine Verzweiflung über unabänderliche Umstände vernünftig zu überdenken. So begegnen wir einer Suizidnachricht leicht mit einer untergründigen Mischung aus Mitleid, Vorwurf gegen die Umgebung und vielleicht sogar leichter Verachtung für den, der da ›Selbstmord‹ begangen hat. Das alles speist sich aus generalisierten Eindrücken von Suizidumständen im Allgemeinen. Ganz anders bei der Mitteilung, jemand habe eine weitere Behandlung durch ›Maschinenmedizin‹ abgelehnt und sei infolgedessen gestorben: Nicht nur erfahren wir davon eher selten, sondern wir assoziieren, so scheint es, spontan, dass eine solche Entscheidung überdacht, vernünftig und mutig sei – eingebettet in Aufklärungsgespräche und ein luzides Abwägen der medizinisch objektivierbaren Vor- und Nachteile.

Diese reaktive Asymmetrie ist weitgehend unberechtigt. Wenn man sie ausräumt, indem die Suizidumstände auf ein Lebensende mit unheilbarer Krankheit mit subjektiv unerträglichen Folgen und erwiesener Freiverantwortlichkeit eingegrenzt werden, erfolgt laut Meinungsumfragen in Deutschland wie in anderen westlichen Ländern ein überwiegend liberales Votum (s. Kap. 2.3). Aber Suizidhilfe-Kritikern spielt diese Intuition vom Suizid als Skandal nicht nur in die Hände, sondern sie selbst werden sie sich vermutlich zu eigen gemacht haben. Die oben kritisch diskutierte Vorstellung, es sei richtig, gott- oder schicksalsergeben auf den Tag des *natürlichen* Todes zu warten, spielt hier gewiss eine maßgebliche Rolle. Doch wie bereits oben erläutert, lässt sich die Berufung auf ›Natürlichkeit‹ bei der Bewertung des Sterbens nicht überzeugend begründen. Nicht zuletzt erkennt man dies daran, dass wir längst und durchgängig die Künstlichkeit medizinischer Behandlungen billigen.

Was sonst könnte skandalös sein an einem Suizid, mit dem der Sterbewillige sich die noch vor ihm liegende letzte Lebensetappe ersparen möchte? Skandalös könnten *verschuldete* Umstände sein, die ihn zu diesem Entschluss bringen: mangelhafte medizinische Versorgung, unnötige Vereinsamung oder lieblose Pflege. Suizid als Ausweg aus einem Leben, dessen äußere Umstände sich hätten verbessern lassen – das möchte wohl niemand zu einem gängigen Weg werden lassen. Aber bei weitem nicht immer lassen sich solche Umstände hinreichend verbessern. Etwa wenn Krankheit unerbittlich zu Verfall und Siechtum führt, Pflegebedürftigkeit vollständig abhängig macht, die geliebten und vertrauten Menschen gestorben oder fremd geworden sind. In solchen Konstellationen sind die darauf antwortenden Suizidwünsche nicht einmal indirekt skandalös.

4.4 Die Grenzen des ärztlichen Ethos?

Der Weltärztebund und wohl fast alle Nationalen Ärztekammern (bekannte Ausnahmen sind diejenigen der Beneluxländer und die Schweizer Ärztekammer FMH) vertreten die *dogmatisch-konservative Position*, nach der ärztliche Suizidhilfe – von tragischen Einzelfällen zum Teil absehend – ethisch abgelehnt wird. An der offiziell strikten Ablehnung des vorletzten deutschen Ärztekammerpräsidenten hat sich bisher wenig geändert:

> Für die deutsche Ärzteschaft ist Tötung von Patienten, und dazu gehört auch der assistierte Suizid, tabu. Und dabei bleibt es auch! (Hoppe 2006, o. S.)

Bei den individuellen Ärzten selbst hingegen sind die Ansichten deutlich gemischter: Nach einer großangelegten internationalen Metastudie aus dem Jahr 2017 liegt ihre Zustimmungsrate zur Legalität von dezidiert *ärztlicher* Suizidhilfe bei 30 bis 47 % in verschiedenen westeuropäischen Ländern (darunter Deutschland mit 47 %), bei 54 % in den USA und bei über 80 % in den Niederlanden und Belgien. Osteuropäische Länder weisen hiernach deutlich niedrigere Raten auf als ihre westlichen Nachbarn und überall haben religiöse Überzeugungen den größten Einfluss auf die Antworten (Emanuel 2017).

Exemplarisch für die Verbotsposition ist die Auffassung der Deutschen Gesellschaft für Palliativmedizin:

> Die Palliativmedizin bietet aus ihrem lebensbejahenden Ansatz heraus Hilfe beim Sterben an, jedoch nicht Hilfe zum Sterben. Daher gehört es aus Sicht des Vorstands der Deutschen Gesellschaft für Palliativmedizin nicht zum Grundverständnis der Palliativmedizin, Beihilfe zum Suizid zu leisten oder über die gezielte Durchführung eines Suizids zu beraten [...].
>
> Da das Verbot nicht zwingend an eine Sanktion gebunden ist, hat die Landesärztekammer grundsätzlich die Möglichkeit, im begründeten Einzelfall von einer berufsrechtlichen Sanktion der ärztlichen Beihilfe zum freiverantwortlichen Suizid abzusehen. [...]
>
> Es zählt unbedingt zu den ärztlichen Aufgaben, sich respektvoll mit Todeswünschen von Patienten – wie auch Suizidwünschen im engeren Sinne – auseinanderzusetzen. Hierzu gehört in erster Linie, mit den betroffenen Patienten, deren Angehörigen und dem eingebundenen Team die palliativmedizinischen Optionen zur Linderung von Leid zu erörtern und zu versuchen, einen gemeinsamen Weg zu finden.
>
> (Nauck u. a. 2014, A71)

Diese Position wird zumeist damit begründet, dass Suizidhilfe (und erst recht aktive Sterbehilfe) gegen das ärztliche Ethos verstoße: Verpflichtet auf Heilung, Rettung und Linderung, würden Ärzte als ›Todesengel‹ die Integrität ihrer Profession verletzen und das Vertrauen ihrer Patienten aufs Spiel setzen.

Beide Behauptungen sind nicht plausibel. Warum sollten Ärzte, die ihren am Weiterleben verzweifelnden Patienten bei einem freiverantwortlichen Suizid helfen wollen, damit die Kernziele der Medizin oder ihre wohlverstandenen beruflichen Pflichten verraten? Und dass die Möglichkeit, mit Ärzten über Suizidwünsche und -hilfe offen zu reden, das Vertrauen zu ihnen stärken statt schwächen sollte, liegt ebenso auf der Hand, wenngleich es hierzu keine belastbaren empirischen Daten gibt. Diese Sicht wird zudem dadurch bestätigt, dass inzwischen auch die organisierte Palliativmedizin, wie im voranstehenden Zitat belegt, solche Offenheit fordert. Allerdings scheint hier das Ziel der Gespräche ein ›respektvolles‹ Ausreden des Suizidvorhabens zu sein.

Nicht wenige Ärzte befürworten es im Übrigen, Fragen der Suizidhilfe in einer vermeintlich hilfreichen standesethischen Grauzone zu belassen, in der tragische Einzelfälle Unterstützung finden könnten, ohne gegen das ärztliche Ethos zu verstoßen. Auch die Evangelische Kirche in Deutschland hat diese Position gewissermaßen als säkulare Lebensweisheit vertreten:

> Gerade das ärztliche Handeln im Zusammenhang mit dem Sterben ist ein Beispiel dafür, dass es Bereiche gibt, die sich rechtlich nicht regeln lassen, ohne dass damit über die konkrete Regelung des Sachverhalts hinaus allgemeine gesellschaftliche Veränderungen, die mit der Regelung nicht intendiert waren, bewirkt werden. Die gesetzliche Regelung wirkt nicht nur auf das ärztliche Ethos, sondern die Haltung der Gesellschaft zu Leben und Sterben und die Verantwortung der Menschen füreinander im Zusammenhang mit dem Sterben kann sich dadurch grundlegend ändern. Daher sollte von einer solchen Regelung der ärztlichen Suizidbeihilfe abgesehen werden. (EKD 2008, 34)

Wie wenig aber dieses Modell, dem die deutsche Praxis der letzten Jahrzehnte entsprach, getaugt hat, zeigt sich etwa am Beispiel des Berliner Arztes Uwe-Christian Arnold. Nach eigenen

Angaben leistete er, ohne Gewinnorientierung, in 20 Jahren Hunderten von Schwerstkranken in der ganzen Bundesrepublik Suizidassistenz, weil sie einfach keinen anderen Kollegen fanden, der ihnen zu helfen bereit war (Arnold/Schmidt-Salomon 2014, 9 f.). Mit dem inzwischen gekippten Verbot der geschäftsmäßigen Suizidhilfe wollte der Gesetzgeber ausdrücklich auch Leuten wie Arnold das Handwerk legen. Im Übrigen, das hat auch Arnold wiederholt betont, sind Ärzte *selbst* ja durchaus in der privilegierten Lage, sich und den ihnen persönlich Nahestehenden einen Suizid zu ermöglichen. Wie häufig sie davon Gebrauch machen, lässt sich allerdings nicht sagen, weil es hierzu – naheliegenderweise – keine Daten gibt.

Das ärztliche Ethos ist ohne Frage ein wichtiges Instrument, das jeden Arzt auf Patientendienlichkeit und andere Kernwerte verpflichtet und ihnen im Idealfall zur zweiten Natur, zur Tugend, werden soll. Als potentielle Patienten haben alle Bürger daran selbstverständlich ein dringendes Interesse (nicht zuletzt in Zeiten ökonomisierter und digitalisierter Medizin). Gewiss hat dieses Ethos einen großen unwandelbaren Kern, der auf das Heilen oder Verhindern von Krankheiten, das Lindern von Beschwerden, das Verhindern ungewollten Sterbens verpflichtet. Dem sollten Ärzte mit Fachkompetenz, Zugewandtheit, Integrität und Fürsorge entsprechen. An den Rändern dieses Kerns allerdings müssen Aushandlungsprozesse stattfinden, die den sich wandelnden Rahmenbedingungen gerecht werden (vgl. Birnbacher 2018; Wittwer 2018) und in denen die Gesellschaft maßgeblich mitzureden hat. Solche Prozesse haben seit den 1970er Jahren den generellen Stellenwert von Patientenautonomie deutlich erhöht und die Akzeptanz von Sterbehilfe im passiven und indirekten Modus bewirkt. Ähnliches gilt wohl gegenwärtig für die ärztliche Unterstützung des sogenannten Sterbefastens (s. Kap. 5.1).

Diese drei genannten Varianten von Sterbehilfe als Randaspekte ärztlicher Tätigkeit zu akzeptieren, wird vielleicht psychologisch dadurch erleichtert, dass sich alle drei auch in genuin ärztlichen Begriffen beschreiben lassen: als Therapieverzicht, als das Inkaufnehmen von Nebenwirkungen, als palliative Begleitversorgung. Aber die oben angeführten Überlegungen zeigen: Die gängige Position, Suizidhilfe und aktive Sterbehilfe *intrinsisch* anders zu bewerten, mutet vor dem Hintergrund einer interessenbasierten Ethik dogmatisch statt gut begründet an. Insbesondere für Unerträglichkeits-Suizide ist das Pochen auf die Unvereinbarkeit einer Unterstützung mit dem ärztlichen Ethos wenig überzeugend. Aber auch die beiden anderen paradigmatischen Beweggründe für Patientensuizide – der bevorstehenden Zerstörung durch schwere Krankheit rechtzeitig zuvorkommen oder altersbedingte Hinfälligkeit nicht weiter erleben zu wollen – schließen nicht grundsätzlich aus, dass Ärzte ihren Patienten dabei *unter* dem Dach des ärztlichen Ethos helfen (s. Kap. 5.3 und 5.4).

Denn auch hier geht es um Krankheit und Leiden, häufig um Siechtum und chronische Einschränkungen *infolge* medizinischer Behandlungen, oft um vertraute und lange betreute ›eigene‹ Patienten. Immer ist auch vielfältige ärztliche Expertise gefragt – sei es bei der Klärung von Prognosen, der Beratung über Alternativen, bei der Feststellung von Freiverantwortlichkeit oder bei der sichernden Begleitung eines Suizids, wo sie gewünscht wird. In solchen Konstellationen wären Ärzte in aller Regel geeignetere Begleiter als Sterbehilfe-Organisationen. Sie sollten daher in der Mitverantwortung für ihre suizidwilligen Patienten bleiben dürfen, wenn sie selbst dies ethisch bejahen. Diese letzte Einschränkung gibt Ärzten viel mehr Entscheidungsspielraum als bei der passiven und indirekten Sterbehilfe – was sich mit Blick auf die faktische Strittigkeit von Suizidhilfe einerseits und auf die in Umfragen bekundete grundsätzliche Bereitschaft hinreichend vieler Ärzte zur Suizid-Unterstützung andererseits durchaus rechtfertigen lässt.

Eine solche offenere Auslegung des Arztethos vertritt als medizinischer *Think-Tank* die Schweizerische Akademie der Medizinischen Wissenschaften (SAMW), deren aktuelle Sicht hier exemplarisch und befürwortend betrachtet werden soll: Während die SAMW-Richtlinien von 1995 ärztliche Suizidbegleitung als kategorisch unvereinbar mit dem Arztethos ansahen (so wie es auch die gegenwärtige Standesethik der Bundesärztekammer sieht), billigte deren Neufassung von 2004 sie als Gewissensentscheidung des einzelnen Arztes. Vorausgesetzt wurden Freiverantwortlichkeit und unerträgliches Leiden an einer Krankheit im *Endstadium* (SAMW 2004). Die letztgenannte Bedingung des absehbar nahen Lebensendes ist in der aktuellen, seit 2018 geltenden Stellungnahme weggefallen. Neben Freiverantwortlichkeit, Wohlüberlegtheit und dem Fehlen subjektiv zumutbarer Alternativen wird nun *ohne* weitere Einschränkung gefordert, dass ein durch »Krankheitssymptome oder Funktionseinschränkungen« verursachtes »subjektiv erlebtes unerträgliches Leiden« vorliege. Zu diesem heißt es:

> Dieses [subjektiv unerträgliche Leiden] lässt sich nicht objektivieren, es kann aber im intersubjektiven Nachvollzug durch die behandelnde Ärztin plausibel gemacht werden. Um zu rechtfertigen, dass die Suizidhilfe überhaupt in den medizinischen Zuständigkeitsbereich fällt, müssen aber medizinisch fassbare Krankheitssymptome oder Funktionseinschränkungen vorliegen. (SAMW 2018a, 25)

Mit diesen Festlegungen erstreckt die SAMW ihre berufsethische Billigung von Suizidhilfe durch einen persönlich dazu bereiten Arzt zunächst erkennbar auf alle ernsthaften Unerträglichkeits-Suizide – unabhängig davon, ob der Patient terminal erkrankt ist oder nicht. Weniger erkennbar, aber offenbar intendiert, ist zudem auch eine Öffnung für Suizidhilfe bei Patienten, deren ›unerträgliches Leiden‹ aus der *Perspektive* auf eine erwartbare Verschlechterung ihrer Krankheit erwächst. Somit wird auch der Präventiv-Suizid eines Demenzkranken zu einem Fall, dem ärztliche Unterstützung zugebilligt wird, wie sich aus einem knappen Hinweis auf die besonderen Sorgfaltspflichten bei der Freiverantwortlichkeitsprüfung bei Demenzkranken ergibt (ebd.). Und offenbar ist auch eine ärztliche Suizidhilfe bei ›unerträglichem Leiden‹ an Hinfälligkeit, soweit sie durch Alters*krankheiten* mitbedingt ist, grundsätzlich gestattet. *Udo Reiter* und – bei weiter Auslegung von ›unerträglichem Leiden‹ und Krankheit – wohl auch *André Gorz* hätten nach diesen Vorgaben Hilfe bei einem Arzt finden können, dessen Gewissen dies zulässt.

Die Schweizer Ärztekammer (FMH) selbst allerdings hat diese SAMW-Richtlinien erstmals nicht in ihr Standesrecht über-

führt (was immer das für die Praxis bedeuten mag). Die Entkopplung von Krankheit im Endstadium schien ihr noch akzeptabel, nicht aber die weitergehende Entkopplung von schwerster,
schon bestehender Krankheit (vgl. dazu SAMW 2018 b).
Auch dieser letzte Liberalisierungsschritt scheint jedoch
durchaus angemessen und richtig (s. Kap. 5.3 und 5.4). Problematisch finde ich allerdings die hier erfolgte Ausdehnung des Un-
erträglichkeitsbegriffs oder, anders formuliert, den nur knapp
begründeten Wechsel von einer starken zu einer schwachen
sprachlichen Lesart dieses Schlüsselbegriffs (s. Kap. 3.2). Am
Ende werden so die phänomenalen Unterschiede zwischen (1)
dem Gequältsein durch aktuell bestehende Einschränkungen
und (2) dem präventiven Verzicht auf ein vermeintlich allzu eingeschränktes zukünftiges Leben oder (3) dem Leiden an alters-
bedingter Hinfälligkeit begrifflich fast *en passant* eingeebnet.
Solange der freiverantwortliche und ernsthafte Suizidwunsch
mit Krankheit zu tun hat und dem um Hilfe gebetenen Arzt verständlich scheint, falle es in den medizinischen Zuständigkeits-
bereich und könne als ›unerträgliches Leiden‹ gelten.

Pragmatisch gesehen ist diese eher verdeckt gehaltene begriffliche Aufweichung vielleicht der gangbarste Weg für eine
Institution wie die SAMW: Die ethische Akzeptanz für die Unterstützung von Präventiv-Suiziden wird psychologisch dadurch
erleichtert, dass diese mit dem Attribut des unerträglichen Leidens bei Krankheit und also als ein Gegenstand beschrieben
werden, auf den sich auch sonst genuin ärztliche Tätigkeiten
richten. Als Akzeptanzstrategie mag das unumgänglich sein. Einer transparenten ethischen Analyse und Rechtfertigung dient
es jedoch auf Dauer nicht, sondern leistet dem Verdacht einer
schleichenden Entgrenzung Vorschub. Die beschreibenden Unterscheidungen zwischen Unerträglichkeits-, Präventiv- und
Hinfälligkeits-Suiziden, zwischen subjektiv bereits erfolgtem
oder befürchtetem Würdeverlust, sollten nicht nivelliert werden, auch wenn man, wie die SAMW, ärztliche Unterstützung
in allen drei Konstellationen für vertretbar hält.

In der Sache jedenfalls scheint mir das SAMW-Ergebnis richtig, dass Ärzte ihre Patienten beim freiverantwortlichen Suizid
immer dann unterstützen dürften, wenn deren Beweggründe im

Kontext von Krankheiten entstehen und auch den Ärzten subjektiv nachvollziehbar sind. Dazu später mehr. Klinisch-ärztliche Tätigkeit nämlich sollte sich – außer bei der Befolgung von Behandlungsvetos (s. Kap. 4.2) – nie *allein* an der Selbstbestimmung von Patienten ausrichten, sondern sollte zugleich auch im Dienst des Patientenwohls stehen. Dessen subjektive Auslegung müsste auch dem Suizidhelfer nachvollziehbar sein. Sonst ist das Dach auch eines liberal ausgelegten ärztlichen Ethos wirklich verlassen.

4.5 Gesellschaftliche Mitverantwortung: Fehlsignale, Nutzungsdruck?

Die gegenwärtig prominentesten Argumente gegen Suizidhilfe (und erst recht gegen aktive Sterbehilfe) warnen davor, dass es im Zuge einer liberalen ethischen und rechtlichen Regelung und der Etablierung einer *Praxis* zu problematischen Fehlentwicklungen kommen werde. So nachvollziehbar und ethisch zulässig eine Hilfe vielleicht in tragischen Einzelfällen sei, so gefährlich sei die soziale Gewöhnung an deren Verfügbarkeit und Inanspruchnahme. Suizidhilfe – so ein oft wiederholter und mit unterschiedlich restriktiven Verbotsforderungen gekoppelter Warnruf – dürfe nicht zur *Normalität* werden. Sonst sei zu befürchten, dass individuelle Suizidentscheidungen zunehmend leichtfertig getroffen würden. Für die Gesellschaft prophezeit man ein allmähliches Verschieben ihrer respektvollen Einstellung zum Lebensschutz, ein Aufweichen der Zulässigkeitskriterien, ein Nachlassen in der Sorge für Alte und Schwerstkranke – nicht zuletzt aus ökonomischen Gründen. Exemplarisch:

> Allerdings sollten nach Auffassung der Mehrheit des Ethikrates Suizidbeihilfe sowie ausdrückliche Angebote dafür untersagt werden, wenn sie auf Wiederholung angelegt sind, öffentlich erfolgen und damit den Anschein einer sozialen *Normalität* ihrer Praxis hervorrufen könnten. Dies dient dem Schutz sozialer Normen und Überzeugungen, in denen sich der gebotene besondere Respekt vor dem menschlichen Leben widerspiegelt.

Eine Suizidbeihilfe, die keine individuelle Hilfe in tragischen Ausnahmesituationen, sondern *eine Art Normalfall* wäre, etwa im Sinne eines wählbaren Regelangebots von Ärzten oder im Sinne der Dienstleistung eines Vereins, wäre geeignet, den gesellschaftlichen Respekt vor dem Leben zu schwächen.
(Deutscher Ethikrat 2014, 3; Hervorh. BSS)

Nun stoßen Argumente, die vor einem Sog in künftige ethische Fehlentwicklungen warnen, sogenannte Dammbruchargumente, auf eine Reihe notorischer Schwierigkeiten: Sie müssen einerseits zur Vermeidung ethischer Kurzsichtigkeit grundsätzlich ernst genommen werden, beruhen aber andererseits oft auf strittigen oder mangelnden Evidenzen, lassen bestehende Uneinigkeit darüber übersehen, was genau als die befürchtete Fehlentwicklung bewertet zu werden verdient, und beeindrucken zum Teil durch eine Rhetorik des Angstmachens. Das alles trifft weitgehend auch für Prophezeiungen zu, die leichte Verfügbarkeit von Suizidhilfe werde diese zum ›Normalfall‹ machen.

Zunächst einmal ist der Begriff des Normalfalls, zumal in unserem Zusammenhang, problematisch mehrdeutig. Normalität im Sinne einer Bagatellisierung von Suizidentscheidungen kann niemand wünschen: Jede einzelne bleibt für den Betroffenen und sein Umfeld eine existentielle Lebensentscheidung unter tragischen Umständen. Natürlich kann auch niemand Normalität im Sinne einer mit distanzierter Routine und sozialer Kälte vollzogenen Suizid-Unterstützung wollen (wie sie suggestiv in Kontrast zur Würde, Nähe und Wärme etwa der Palliativmedizin gestellt wird). Etwas ganz anderes – und aus der hier vertretenen Sicht Positives – wäre Normalität im Sinne einer für alle Menschen verlässlichen und zumutbaren Umsetzungsmöglichkeit freiverantwortlicher Suizidwünsche.

Dass Patienten von einem gangbaren und öffentlich akzeptierten Sterbe-Weg dann auch zunehmend Gebrauch machen könnten, wie es Daten etwa für die Niederlande belegen, scheint zunächst nur folgerichtig. Dort ist der Anteil ärztlicher Suizidhilfe-/aktiver Sterbehilfe-Fälle an den jährlichen Gesamttoden über 25 Jahre von 1,7 auf 4,4 % gestiegen und zuletzt wieder auf 4,0 % abgesunken (van der Heide u. a. 2017; Kontrollkommission

Sterbehilfe 2019). Aber dieser Anstieg kann als solcher nicht einfach als Indiz einer problematischen Entwicklung gewertet werden. Ein Alarmzeichen wäre er doch wohl erst dann, wenn entweder die verabredeten prozeduralen Sicherungsmechanismen unter der Hand aufgeweicht worden wären oder wenn die individuellen Sterbewünsche zwar freiverantwortlich und subjektiv wertkohärent, aber vor dem Hintergrund gesellschaftlichen Erwartungsdrucks oder gesellschaftlicher Fürsorge-Vernachlässigung gebildet würden. Einer solchen Entwicklung vorbeugend und wachsam zu begegnen, ist *die* große gesellschaftliche Herausforderung für eine liberale Suizidhilfe-Ethik.

Beginnen wir mit der angeblichen Gefahr von Trigger-Effekten, die durch die Verfügbarkeit von Suizidhilfe und durch deren zunehmende gesellschaftliche Akzeptanz entstehen könnten. Dafür, dass Schwerstkranke sich leichtfertig zur Selbsttötung entschließen würden, weil ihnen dieser Weg offen stünde, weil andere dies auch tun oder weil wieder andere es von ihnen erwarten, gibt es keinerlei belastbaren empirischen Anhalt. Auch steht dem zunächst die Tatsache entgegen, dass Menschen – außerhalb von pathologischen Gemütszuständen oder akuten Krisen – in aller Regel sehr an ihrem Leben hängen und ihre Bedürfnisse in erstaunlichem Ausmaß dem für sie möglich Bleibenden anpassen (Frederick/Loewenstein 1999). Überdies gibt es verschiedene Verfahrensregeln, um die Ernsthaftigkeit und andere Aspekte der Freiverantwortlichkeit einer Suizidentscheidung angemessen sicherzustellen. Dazu gehören Bedenkfristen und Begutachtungserfordernisse, wie sie in suizidhilfeliberalen Ländern in unterschiedlicher Form erfolgreich eingesetzt werden und von deren Wirkung und Akzeptanz man lernen kann (vgl. Emanuel 2017, 80 f.). So auch das Bundesverfassungsgericht:

> Zum Schutz der Selbstbestimmung über das eigene Leben steht dem Gesetzgeber in Bezug auf das Phänomen organisierter Suizidhilfe ein breites Spektrum an Möglichkeiten offen. Sie reichen von der positiven Regulierung prozeduraler Sicherungsmechanismen, etwa gesetzlich festgeschriebener Aufklärungs- und Wartepflichten, über Erlaubnisvorbehalte, die die Zuverlässigkeit von Suizidhilfeangeboten sichern, bis zu Verboten besonders gefahrträchtiger Erscheinungsformen der Suizidhilfe [...].

> Sie können mit Blick auf die Bedeutung der zu schützenden Rechtsgüter auch im Strafrecht verankert oder jedenfalls durch strafrechtliche Sanktionierung von Verstößen abgesichert werden.
>   (BVerfG 2020, Rz. 339)

Gegen die Zuversicht, die genannten Maßnahmen könnten einer absehbar problematischen Entwicklung standhalten, richten sich nun aber Besorgnisse, auch das Sterben werde mehr und mehr einem angeblich hemmungslosen Selbstgestaltungswillen unterworfen. Nicht besonnene, individuelle Entscheidungen, sondern ein hochproblematischer *Zeitgeist* würden hier die Feder führen:

> Unabhängigkeit und Entscheidungsfreudigkeit sind inzwischen längst neoliberalisiert. Selbstoptimierend hetzen wir fortan durchs sogenannte gute Leben, im Schwitzkasten des »homo oeconomicus«, und sind willens, auch das eigene Ende nicht dem Zufall zu überlassen.   (Wils 2020, o. S.)

Diese Diagnose klingt auf den ersten Blick bedrückend, weil sie sich in eine Kulturkritik am sogenannten Selbstoptimierungswahn einpasst, die insgesamt gewiss bedenkenswerte Aspekte aufweist. Wer jedoch mit diesem theologischen Medizinethiker einen Zusammenhang zwischen obsessiver Selbstgestaltung und solchen Sterbewünschen postuliert, wie sie bisher faktisch etwa in der Schweiz oder den Niederlanden respektiert werden, der weiß entweder wenig von den Dimensionen der Trostlosigkeit, die ein stark reduziertes Leben oder der Ausblick auf schwere Demenz oder ein sehr belastetes Altern für einzelne Menschen bedeuten kann, oder er sieht in deren Ertragen eben doch eine Gehorsamspflicht gegenüber einem göttlichen Willen oder einer für weise gehaltenen Natur.

Eine andere Dammbruch-Argumentation gegen das Etablieren einer geregelten Suizidhilfe-Praxis verweist auf die Gefahr schrittweiser Aufweichung ihrer anfänglichen Zulässigkeitskriterien, wie sie angeblich in den Niederlanden zu beobachten sei. Hier werde die vor 20 Jahren vereinbarte Bindung von *euthanasie*/Suizidhilfe an freiverantwortlich geäußertes und beglaubigtes ›subjektiv unerträgliches Leiden‹ allmählich aufgeweicht, so dass inzwischen auch Unterstützung für Jugendliche,

Psychiatriepatienten, Demenzkranke in Frühstadien, Hochbetagte oder sogar per Patientenverfügung zugestanden werde. Dieser Einwand knüpft zum Teil an die Bedenken an, die auch ich (in Kap. 4.4) gegenüber der *formalen* Weiterentwicklung der SAMW-Richtlinien geltend gemacht habe. Dort wie auch in den Niederlanden gibt es aber in der Sache keinen nachvollziehbaren Anlass, einen Aufweichungsautomatismus vor dem Hintergrund ethischer Abstumpfung zu diagnostizieren. Richtig ist vielmehr, dass dort gesellschaftliche Aushandlungsprozesse vor dem Hintergrund einer liberalen Ethik und jahrelanger Praxiserfahrungen stattgefunden haben und weiter stattfinden. Man wird zudem anerkennen müssen, dass die Frage der Zulässigkeit von Präventiv- und Hinfälligkeits-Sterbewünschen sich in allen modernen und liberalen Gesellschaften stellt oder stellen wird (s. Kap. 5.3 und 5.4). Je transparenter und begrifflich differenzierter diese strittigen Debatten aber geführt werden, desto besser für die Glaubwürdigkeit von Dammbruch-Zurückweisungen.

Nicht einen Dammbruch, sondern vielmehr eine desaströse Flutwelle prognostiziert die Philosophin Svenja Flaßpöhler. Aus dezidiert säkularer und liberaler Sicht hat sie sich nicht nur theoretisch mit Suizidhilfe-Ethik befasst, sondern hat praktizierte Suizidbegleitung auch hospitierend bei der Schweizer Sterbehilfe-Organisation *EXIT* kennengelernt. In der Verarbeitung ihrer Erkenntnisse und Eindrücke kommt sie zu dem Schluss, Suizidhilfe jenseits schwerer terminaler Krankheit widerspreche

> [...] dem innersten Funktionsgesetz einer jeden Gesellschaft. Diese beruht darauf, dass Menschen einander im Leben halten, sich wechselseitig vom Leben überzeugen, solange noch Möglichkeiten weiterzuleben vorhanden sind. [...] Ohne den Lebenswillen des Einzelnen – ein Wille, der keineswegs natürlich ist, sondern eben das Resultat dieser Überzeugungsleistung, das Ergebnis eines gelungenen Miteinanders – würde jede Gesellschaft in sich zusammenbrechen. [...]
>
> Nur für Menschen, deren Krankheit in kurzer Zeit unumkehrbar zum Tode führt, ist der Freitod wirklich der letzte Ausweg; und nur in solchen Fällen ist dieser zunächst einmal *antisoziale Akt* gesellschaftlich verantwortbar.
>
> (Flaßpöhler 2013, 150 f. und 153; Hervorh. BSS)

Nicht die grundsätzliche Freiverantwortlichkeit oder Ernsthaftigkeit von Sterbewünschen ohne das Vorliegen akut tödlicher Krankheit wird hier also in Frage gestellt, sondern die Haltbarkeit des ›gesellschaftlichen Kitts‹ unter der Bedingung liberalisierter Suizidbegleitung. Doch so wichtig der Blick auf die Auswirkungen sozialer Praktiken auf individuelles Selbstverhältnis und soziales Klima ist, so vollkommen spekulativ ist doch die These von der gesellschaftlichen Apokalypse im Gefolge jeder erweiterten Suizidhilfe.

Warum denn bloß sollte die Aushaltbarkeit des je eigenen Lebens u. a. von einem Suizidhilfeverbot – jenseits von terminaler Krankheit – abhängen? Wo wären die empirischen oder begrifflichen Anhaltspunkte dafür, dass Lebenswille, Lebensmut und Lebensfreude derart fragile soziale Konstrukte sind, wie Flaßpöhler unterstellt? Ihre auf den ersten Blick originellen Thesen muten auf den zweiten Blick an wie eine säkularisierte Version der düsteren Voraussagen mancher Kirchenleute, die Liebe unter den Menschen werde ein Ende finden, wenn sie einander aktiv beim Sterben hülfen (vgl. EKD 1989, 106 f.).

Die düsterste aller besorgten Prophezeiungen verweist auf die Gefahr, dass die soziale Akzeptanz eines unterstützten – und also ›sanften‹ – Suizids das gesellschaftliche Engagement zugunsten lebenswerter Alternativen für Kranke und Hinfällige allmählich abschwächen und so auf deren Entscheidungen indirekt Einfluss nehme könnte. Wenn ein zukünftiger Patient im diagnostizierten Frühstadium einer Demenz bereits absähe, dass ihm zuletzt ein Leben in trost- und liebloser Umgebung bevorstünde, weil die Gesellschaft die Finanzierung guter Pflegeeinrichtungen für Demenzkranke für nachrangig hält, könnte dies maßgeblich für seinen Präventiv-Suizid werden. Nutzungsdruck durch gesellschaftlichen Wertewandel, der die Alternativoptionen verändert, ist ein verbreitetes Phänomen. Doch was etwa bei Techniknutzung oder sozialen Rollenbildern akzeptabel scheint und politisch sogar erwünscht sein kann, verstört bei Entscheidungen am Lebensende. Noch die vehementesten Verfechter einer Suizidliberalisierung bestehen darauf, dass Schwerstkranke keinesfalls etwa durch mangelnden Zugang zu einer medizinisch wie menschlich exzellenten Palliativmedizin in einen Unerträglichkeits-Suizid gedrängt werden dürfen.

Der Entstehung eines derartigen *indirekten* Nutzungsdrucks kann und muss gesellschaftlich bewusst entgegengewirkt werden. Auch aus der Sicht einer liberalen Ethik ist ein solches Gegensteuern immer dann unbedingt erforderlich, wenn es um Grundfragen des menschlichen Selbstverständnisses, um Kernfragen der eigenen Lebensgestaltung geht, für die echte Alternativen ermöglicht und geschützt werden sollen. Man denke nur an die Fortpflanzungsmedizin, in der die Optionen der vorgeburtlichen Diagnostik und Selektion von Nachkommen gleichfalls dadurch flankiert werden, dass ›elterliche‹ Entscheidungen *gegen* deren Inanspruchnahme sozial geachtet und finanziell unterstützt werden müssen – nicht zuletzt durch die gesellschaftliche Mit-Sorge für ihre Kinder.

Für die Palliativmedizin nun gibt es, ganz unabhängig von Sterbehilfe, einen allgemeinen Grundkonsens unter Ärzten, Patienten und Gesundheitspolitikern, dass sie große Nutzenpotentiale hat, dass jedoch die existierenden Angebote den wirklichen Bedarf nicht decken. Es liegt auf der Hand, dass diese Kritik auch als Vorwurf gegen liberale Suizidhilferegelungen gewendet werden kann (Gordijn/Janssens 2004). Im Bundesstaat Oregon wird daher ärztliche Suizidhilfe ausdrücklich an die Bedingung geknüpft, dass die Patienten faktischen Zugang zu Hospizen oder anderen Palliativversorgungen haben. Aber der Konsens darüber, dass Palliativmedizin enorm wichtig ist und unbedingt weiter ausgebaut werden muss, darf nicht darüber hinwegtäuschen, dass sie selbst in allerbester Qualität die Option der Suizidhilfe für manche Patienten keinesfalls überflüssig macht. Die Behauptung des Gegenteils, wie sie auf der Linie eines ›ethischen Palliativradikalismus‹ liegt, verkennt, dass Unerträglichkeits-Suizidwünsche keineswegs immer durch Schmerzfreiheit und liebevolle Begleitung aufgefangen werden können. Oft beruhen sie vielmehr auf höchstpersönlichen Vorstellungen vom richtigen, würdigen Lebensende.

Im Ganzen gesehen, gibt es zwischen dem Freiheitsschutz zugunsten von Suizid-Ermöglichung und dem Fürsorgeschutz zugunsten subjektiv möglichst lebenswerter Umstände im Kontext von Krankheit und Hinfälligkeit keinen inversen Zusammenhang – weder theoretisch noch empirisch. Beides kann und muss nebeneinander bestehen. Denn der ethische Liberalismus wäre falsch verstanden, wenn aus ihm auch nur der geringste moralische Vorrang selbstbestimmter Lebensabkürzung gegenüber dem Warten auf einen unabänderlichen Tod abgeleitet würde. Aus dieser Perspektive geht es immer nur um das grundsätzliche Recht auf Abkürzung, keineswegs aber um dessen tatsächliche Inanspruchnahme. Ein lebensfreundliches Klima kann letztlich nur darauf beruhen, Anreize zum Weiterleben zu schaffen, nicht aber Suizidverbote aufzustellen.

5

Strittige Sterbehilfe-Varianten/ -Kontexte

Dieses Kapitel wirft, vor dem Hintergrund der bisherigen Überlegungen, bewertende Blicke auf die einzelnen Formen und Beweggründe von Sterbehilfe, die nach der *dogmatisch-konservativen Position* ethisch mehr oder weniger umstritten oder indiskutabel sind.

5.1 Sterbefasten als Mittelweg?

›Sterbefasten‹ meint einen *freiwilligen Verzicht auf Nahrung
und Flüssigkeit* (FVNF), um dadurch absichtlich den eigenen
Tod herbeizuführen. Dabei geht es in erster Linie um das Verweigern oraler – und perspektivisch für den weiteren Verlauf
auch künstlich zugeführter – Nahrung und Flüssigkeit. Die in
den letzten Jahren kontrovers geführte Debatte über die ethische Zulässigkeit einer ärztlichen FVNF-Begleitung zeigt einmal mehr, in welchem geradezu verstörenden Maße es dabei
um die Bewertung von *Handlungstypen* statt um Interessen und
Rechte der direkt und indirekt Betroffenen geht.

Die Verwirklichung eines FVNF (vgl. zu allen nachfolgenden
Details: Chabot/Walther 2017; Kaufmann u. a. 2020; Palliacura
2020) besteht darin, die Nahrungsaufnahme vollkommen einzu-
stellen und Flüssigkeit nur in kleiner Menge zur Mundpflege zu

J. B. Metzler © Springer-Verlag GmbH Deutschland, ein Teil von Springer Nature, 2020
B. Schöne-Seifert, *Beim Sterben helfen – dürfen wir das?*, https://doi.org/10.1007/978-3-476-05653-5_5

nutzen. Einige Tage lang ist der so ›Fastende‹ in der Regel noch bewusstseinsklar; dann trübt er durch den Flüssigkeitsmangel allmählich ein und stirbt meist nach ein bis zwei Wochen im Schlaf. Erfahrungen zeigen, dass ein anfängliches Durstgefühl besonders für jüngere Patienten unerträglich, für ältere hingegen oft gut beherrschbar sein kann. Von Miterlebenden wird der Tod durch Sterbefasten häufig als ein sanftes und ›natürliches‹ Hinwegdämmern geschildert. Um den Prozess auf zumutbare Weise durchzustehen, benötigt der Sterbefastende neben menschlicher und pflegerischer Zuwendung oft auch eine Behandlung mit Schmerz- oder Beruhigungsmitteln. In diesem Sinne sind auch sterbefastende Patienten auf Hilfe angewiesen. Befragungen aus verschiedenen Ländern belegen, dass FVNF ein real beschrittener Weg ist und dass der Wunsch nach einer FVNF-Begleitung zunehmend häufig an Hausärzte, Palliativmediziner und Heimleitungen herangetragen wird. Doch belastbare systematische Daten über Häufigkeiten, Ausgangsbefunde, Abbruchraten, Beschwerden sowie über die individuellen Beweggründe für die Wahl gerade dieses Sterbewegs fehlen bisher weitgehend.

Sterbefasten kann für Menschen manchmal der einzige Weg sein, ihren Sterbewunsch zu realisieren – dann nämlich, wenn sie nicht durch medizinische Behandlungen am Leben gehalten werden (auf die sie wirksam verzichten könnten) und wenn Suizidhilfe, wie bisher in Deutschland, keine real verfügbare Option ist. Für andere Patienten und ihre Angehörigen kann FVNF sogar der bevorzugte Weg aus dem Leben sein, weil er ein allmähliches Abschiednehmen erlaubt und als sanfter empfunden wird als ein Medikamententod. Als besonderer Vorzug gilt bei manchen, dass der Fastende seine Entscheidung in den ersten Tagen noch revidieren könne und somit die Ernsthaftigkeit seines Sterbewunsches besonders augenfällig beweise, wenn er ›durchhalte‹. Genau diesen Aspekt könnte man jedoch andererseits auch als eine Zumutung ansehen, wenn der Betroffene diesen Weg wegen mangelnder Alternativen nehmen muss.

In Deutschland war FVNF lange Zeit ein fast unbekanntes Thema; erste anglo-amerikanische Debatten seit den 1980er Jahren wurden kaum rezipiert (vgl. Walther 2014). Seit kurzem haben sich die Dinge dahingehend geändert, dass etwa der Vorstand der Deutschen Gesellschaft für Palliativmedizin eine ärztliche FVNF-Begleitung akzeptiert, allerdings nur für Patienten mit »lebensbedrohlichen oder lebenslimitierenden Erkrankungen« (Radbruch u. a. 2019). Entscheidend wichtig hierfür war die Einigkeit der Autoren darüber, dass Sterbefasten *kein* Suizid sei – eine Auffassung, die der Überzeugung vieler Juristen widerspricht.

Ob ein FVNF als Suizid zu klassifizieren ist oder nicht, kann für alle Beteiligten von Bedeutung sein. Persönliche, nicht zuletzt religiöse, Vorbehalte gegenüber einer Selbsttötung sowie entsprechende gesellschaftliche Bedenken, Strafrecht und ärztliches Berufsrecht, das offizielle Arztethos (s. Kap. 4.4) oder so pragmatische Fragen wie das Anrecht auf die Auszahlung einer Lebensversicherung mögen dafür sprechen, Sterbefasten nur zu akzeptieren, wenn es *nicht* als Suizid zählt.

Diese Frage allerdings wird unterschiedlich beantwortet. Zunächst als Rechtsbegriff: Hier setzen die Definitionen und Auslegungen geltenden Rechts terminologischen Freiräumen enge Grenzen, die allenfalls durch Ausnahmeklauseln moduliert werden könnten. Die herrschende juristische Meinung optiert für eine Einordnung als Suizid (vgl. Duttge/Simon 2017), aber das Bundesverfassungsgericht hat in seinem Suizidhilfe-Urteil die Frage nur *en passant* berührt und offengelassen (BVerfG 2020, Rz. 112). Die Rechtswidrigkeit einer Unterstützung bei freiverantwortlichem FVNF hat es, so oder so, im Grundsatz verneint.

Was den nicht-juristischen Sprachgebrauch betrifft, muss man begriffslogisch geltend machen, dass es sich um ein absichtlich den eigenen Tod herbeiführendes Verhalten handelt, allerdings mit besonderen Mitteln und dadurch besonderem Charakter. Diese Besonderheiten – das Mittel des Nahrungs- und Flüssigkeitsverzichts und die damit einhergehende Dauer und Gewaltlosigkeit des Vorgangs – rücken das Sterbefasten seiner Erscheinung nach (nicht aber in der Frage, wer der Akteur ist) nahe an manche Verwirklichungen passiver Sterbehilfe heran. Man denke etwa an einen freiverantwortlich autorisierten Verzicht auf künstliche Ernährung durch einen Patienten, der zu oraler Nahrungsaufnahme nicht mehr in der Lage ist.

Schon mit diesen wenigen Überlegungen wird der Vorschlag einleuchtend, von »passivem Suizid« zu sprechen und damit zum Ausdruck zu bringen, dass es sich um eine suizidale Sonderform handelt (Birnbacher 2015). Dass diese Klassifizierung grundsätzlich sinnvoll ist, kann man sich am (seltenen) Beispiel eines Suizids durch Erfrieren vor Augen führen, der ebenfalls primär durch ein unterlassendes Verhalten – den Verzicht auf warme Kleidung oder auf Rückkehr in eine warme Umgebung – verwirklicht wird. Im Übrigen ist der Begriff der passiven Suizidalität, unabhängig von ethischen Sterbehilfe-Fragen, in der klassifizierenden Psychiatrie schon lange etabliert (Silverman u. a. 2007).

Auf den ersten Blick mag man durchaus versucht sein, Sterbefasten wegen seiner äußerlichen Besonderheiten, um seiner Akzeptanz willen und aus pragmatischen Gründen (Stichwort: Lebensversicherung) für eine *eigene* Form des Zu-Tode-Kommens zu halten, wie dies von einigen Autoren entschieden vertreten wird (Alt-Epping 2018; Bickhardt/Hanke 2014). Doch auf den zweiten Blick scheint diese Position nicht haltbar und zudem ein erhellendes Beispiel für eine problematisch formalistische ethische Begründung zu sein. So ist Suizid primär ein handlungstypisierender, beschreibender Begriff, der sekundär oft, vielleicht gar überwiegend negativ bewertet wird (vgl. Kap. 4.3) – so auch von der *dogmatisch-konservativen Auffassung*. Wenn sich nun selbst aus dieser Sicht ein Untertyp von Suizid intuitiv gegen eine Negativbewertung sträubt, sollte nicht die deskriptive Typisierung gegen den Strich gebürstet, sondern die an Handlungstypen statt an Interessen und Rechte gekoppelte ethische Bewertung – allgemein und im konkreten Fall – in Frage gestellt werden. Wenn man sich also am Beispiel eines FVNF vor Augen führen kann, dass zumindest nicht jede Form von Suizid ethische Ablehnung verdient, sollte daraus nicht folgen, dass dieser Subtyp umklassifiziert wird, sondern dass er (und vielleicht Suizid im Ganzen) differenzierend bewertet wird. Diese Leistung allerdings muss man sich und anderen zutrauen – was manche Palliativmediziner offenkundig eher beunruhigt:

> Wir sollten Sorge dafür tragen, dass der FVNF und andere Maß-
> nahmen des Unterlassens nicht als »sanfte Formen des Suizids«
> in die Gesellschaft getragen werden und dadurch der Suizidbe-
> griff ausgeweitet, aufgewertet und zur gesellschaftlichen Norma-
> lität würde.   (Alt-Epping 2018, 14)

Eine weitere systematische Einsicht beim Nachdenken über
FVNF betrifft die Klassifizierung freiverantwortlicher Sterbe-
wünsche. In allen Fällen, in denen der Betroffene ausdrücklich
mit Blick auf seine aktuellen und bevorstehenden Krankheiten und Hinfälligkeiten nicht mehr weiterleben will und er damit zudem keinen heroischen oder politischen Akt vollführen
möchte, hängt die Wahl seines *Weges* von äußeren Zufällen, bestehenden Möglichkeiten und seinen persönlichen normativen
wie ästhetischen Überzeugungen ab – und nicht von kategoria-
len Unterschieden in der Wunschstruktur. Der Verzichtswunsch
angesichts einer harmlosen, aber lebensnotwendigen Antibioti-
katherapie ist in seinem Ziel nicht zu unterscheiden von einem
FVNF-Wunsch oder einem Wunsch nach Medikamentensuizid.
Eine ›suizidale‹ Zielwahl liegt hier also in allen Fällen vor, ohne
dass es immer auch um eine suizidale Ausführung ginge. Daran,
dass beide auseinanderfallen können, sind wir außerhalb von
Sterbebett und Intensivbehandlung nur nicht gewöhnt.

So drängt es sich auf, Sterbefasten ethisch nicht kategorial
anders zu bewerten als den freiverantwortlichen Verzicht auf
künstliche Ernährung. Dasselbe gilt für die ärztliche oder pflegerische FVNF-Unterstützung. Auch sie ist ethisch nicht anders
zu beurteilen als die begleitende Erleichterung eines Behand-
lungsverzichts – etwa eine Sedierung beim Abstellen eines Beatmungsgeräts. Der Einwand, ein (ärztlich unterstützter) Verzicht auf Essen und Trinken sei deswegen anders zu beurteilen
als der Verzicht auf künstliche Ernährung, weil er sich auf natürliche (und nicht auf medinizinische) Mittel richte, führt zurück in die Natürlichkeitsdebatte (s. Kap. 4.2). Die Untauglich-
keit einer moralischen Orientierung an solchen Natürlichkeits-
fragen lässt sich aber beim Sterbefasten erneut demonstrieren:
Einerseits wirkt es im Gesamtverlauf so natürlich wie das Sterben eines sehr alten Menschen ohne Appetit; andererseits gehören Essen und Trinken zur natürlichen Basisversorgung des

Menschen. Einerseits erreichen Menschen die Zustände, in denen sie nicht weiterleben wollen, sehr häufig dank der nicht-natürlichen (und überwiegend segensreichen) Mittel der modernen Medizin; andererseits meinen viele Ärzte, den Totenschein nach FVNF gerade nicht auf einen natürlichen Tod ausstellen zu dürfen. Einmal mehr zeigt sich, dass Natürlichkeit in der ethischen Beurteilung von Lebensende-Entscheidungen weder eine eindeutige noch eine stimmige Richtschnur abgeben kann.

Nicht wenige Versuche sind in letzter Zeit unternommen worden, ärztliche FVNF-Unterstützung ethisch auch dann rechtfertigend von Suizidhilfe abzugrenzen, wenn man das Sterbefasten selbst als Suizid ansähe. Wo die palliative Begleitung keine notwendige Bedingung für eine FVNF-Entscheidung und -Durchführung sei, sondern nur eine erleichternde Funktion habe und in dieser Absicht erfolge, komme ihr auch keine mit-kausale und damit moralisch problematische Rolle zu (vgl. Jox u. a. 2017). Diese Differenzierungen sind zweifelhaft. Patienten *sollten* sich nämlich aus ethischer Sicht darauf verlassen können, dass sie während des Sterbefastens bei Bedarf palliativ begleitet werden. Wieweit diese Perspektive dann im Einzelfall ausschlaggebend für ihre Entscheidung und ihr Durchhalten ist, lässt sich nicht verallgemeinern und nicht sicher feststellen – vergleichbar mit der Antwort auf die Frage, ob die Zusage eines Angehörigen, einen Patienten auf seiner Suizidreise in die Schweiz zu begleiten, mit-ursächlich für dessen Suizid war. Für *Urban Grill* war sie es, weil er die Reise allein nicht hätte bewerkstelligen können.

Im Ergebnis: Sterbefasten mit palliativer Begleitung ist ein Weg zum freiverantwortlichen Herbeiführen des Todes, der auch Patienten offensteht, die das auf andere Weise nicht bewirken können. Diese Option wird bei terminaler Erkrankung neuerdings auch von der *dogmatisch-konservativen Position* ethisch akzeptiert und darf ärztlich begleitet werden – allerdings um den Preis, dass ein FVNF nicht als (passiver) Suizid klassifiziert wird. Beides resultiert aus der Sorge vor Ausweitungen. Aber auch wenn FVNF offenbar für manche Patienten und ihre Angehörigen der subjektiv richtige Weg zum selbstbestimmten Tod sein kann, mag Sterbefasten für andere aus medizinischen, psychologischen, emotionalen oder ästhetischen Gründen gerade nicht der bevorzugte Weg, sondern eine Zumutung sein. Empirisch wissen wir darüber zu wenig. Die Verfügbarkeit von FVNF ist jedenfalls kein Argument für die vermeintliche Überflüssigkeit umstrittenerer Hilfe bei *aktiven* Suiziden.

5.2 Suizidhilfe beim Leiden an schwerer unheilbarer Krankheit

Ein Zwischenfazit meiner Überlegungen lautet, dass die Umsetzung entschiedener und wohlüberlegter Sterbewünsche unabhängig davon zugelassen (und gegebenenfalls unterstützt) werden sollte, ob diese Wünsche im Modus passiver oder indirekter Sterbehilfe, passiven oder aktiven Suizids realisiert werden können oder sollen. Ausgehend von der ethischen Zulässigkeit der indirekten und der passiven Sterbehilfe-Varianten, wie sie auch von der *dogmatisch-konservativen Position* zugestanden wird, haben die voranstehenden Überlegungen zur Bedeutung von Kausalrollen und -strukturen ergeben, dass das Festhalten an tradierten Modus-Verboten wenig überzeugt. Ihre Suggestivkraft beziehen solche Verbote zum einen aus der anhaltenden Autorität eines Elitenkonsenses (s. Kap. 2.3) und zum anderen aus der sozialen Wahrnehmung, die zwischen Modus-Aspekten einerseits und Klischeevorstellungen, Rollenbildern und Ausweitungsängsten andererseits nicht sauber trennt. So verständlich und unvermeidbar solche Wahrnehmungen sind, dürfen sie doch nicht Traditionen festzimmern, die den grundlegenden Interessen von Patienten deutlich zuwiderlaufen. Damit ergibt sich in einem ersten Schritt, dass Suizidhilfe ethisch immer dann fraglos legitim ist, wenn der Beweggrund die subjektive Unerträglichkeit des Weiterlebens mit bestehender schwerer Krankheit ist. Hier würde jeder Außenstehende einen Behandlungsverzicht mit Todesfolge letztlich verständlich finden.

Aber auch, wenn es aus der hier verfochtenen Sicht ethisch keinen relevanten Unterschied macht, mithilfe welcher Sterbehilfe-Variante ein Schwerstkranker freiverantwortlich aus dem Leben scheidet, stellen sich weitere Fragen. Um es noch einmal auf den Punkt zu bringen: Passive oder indirekte Sterbehilfe sind nur dann Optionen für ein selbstbestimmtes Sterben, wenn die Sterbewilligen ohnehin nach objektiven Kriterien lebensbedrohlich oder terminal erkrankt sind. Suizidhilfe (oder aktive Sterbehilfe) sind hingegen auch außerhalb von Sterbebett oder ›Apparatemedizin‹, ja sogar ganz unabhängig von Krankheiten denkbar. Eben auch für Menschen, die schwerer Krankheit oder absehbarem Verfall zuvorkommen wollen oder ihres Lebens und seiner Umstände aus anderen Gründen überdrüssig sind. Das Karlsruher Urteil scheint hier in liberaler Radikalität jede Motivbewertung als grundrechtswidrig zu beurteilen und für Einschränkungen lediglich dort Raum zu lassen, wo es um Autonomie-Sicherung und – einigermaßen vage – um den Schutz entgegenstehender kollektiver Güter geht (BVerfG 2020, Rz. 210–213). Wie lässt sich das aus ethischer Sicht bewerten?

5.3 Suizidhilfe *vor* schwerer Demenz

In meinen bisherigen Ausführungen habe ich wiederholt angedeutet, dass Hilfe bei Präventiv- und Hinfälligkeits-Suiziden einer gesonderten Betrachtung bedarf. Nicht nur erscheinen diese Suizidmotive vielen Menschen befremdlicher und unverständlicher als Unerträglichkeits-Sterbewünsche; sie werfen auch in deutlich komplexerer Weise das Problem der gesellschaftlichen Mitverantwortung für ihre Entstehung auf. Zugleich stellt sich die Frage ihrer ethischen Legitimität im Gefolge ansteigender Demenzraten und zunehmender Hochaltrigkeit mit wachsender Dringlichkeit.

Hier zunächst einige Zahlen zu Präventiv-Sterbewünschen, wie sie vor allem im Gefolge einer Demenzdiagnose entstehen können: Unter den niederländischen Sterbehilfe-Fällen von 2018 hatten 144 Patienten (2,5 %) dieses Sterbemotiv, bei der Schweizerischen Sterbehilfe-Organisation EXIT waren es 2 % (Kontrollkommission Sterbehilfe 2019, 15; EXIT 2019). Niederländische Ärzte wären, einer anderen Befragung zufolge, zu 40 % bereit, den präventiven Sterbewunsch eines Demenzkranken mit umzusetzen, gegenüber 86 % bei Unerträglichkeits-Sterbewünschen (Bolt u. a. 2015). In Deutschland hat vor einigen Jahren der Fall des Prominenten Gunter Sachs zu einer öffentlichen Diskussion geführt: Er erschoss sich im Alter von 78 Jahren nach einer selbstgestellten vermeintlichen Demenz-Diagnose, um, wie er hinterließ, dem als »würdelos« empfundenen »Verlust der geistigen Kontrolle« über sein Leben zuvorzukommen (Sachs 2011). In Großbritannien schließlich hat der Fall der bekannten Moralphilosophin Lady Warnock, die die Suizidentscheidung eines Demenzkranken nicht nur zu einer legitimen Option, sondern zu dessen möglicher moralischer (ressourcensparender) Pflicht gegenüber der Gesellschaft deklarierte, breite Empörung hervorgerufen (vgl. Jecker 2014).

Die besondere Problematik eines (Demenz-)Präventiv-Suizids liegt ersichtlich darin, dass er, um die Grundbedingung der Freiverantwortlichkeit zu erfüllen, in einem hinreichend frühen Stadium der Krankheit zu erfolgen hat – einem Stadium, das keineswegs schon als überwiegend leidvoll erlebt werden muss, aber meist im Laufe weniger Jahre in den Verlust der Orientierungs- und Einwilligungsfähigkeit mündet. Das aktuelle Fehlen leidträchtiger Symptome, das ›Verschenken‹ von Monaten oder gar Jahren potentiell akzeptabler Lebenszeit sowie die Erfahrung, dass selbst Patienten mit sehr fortgeschrittener Demenz bei guter Versorgung zufrieden wirken können, ruft allgemein mehr und andere Bedenken gegenüber einer Suizidhilfe auf den Plan als bei Unerträglichkeits-Suiziden. Unterstellt wird offenbar, dass viele Präventiv-Suizidwünsche gar nicht erst aufkämen, wenn die Betroffenen nur besser über die Lichtblicke informiert wären, die auch ein Leben mit Demenz im Spätstadium noch haben könne. Und wenn sie sicher sein könnten, dass sie selbst und ihre Angehörigen bis zuletzt gesellschaftliche Unterstützung und Wertschätzung erfahren könnten. In diese Richtung argumentiert, vorsichtig, etwa der bekannte Demenzforscher und Gerontologe Andreas Kruse – der allerdings auch vom genuinen Wert eines »natürlich« bestimmten Lebensendes auszugehen scheint:

[...] Die Selbstaktualisierung als grundlegende Tendenz des Psychischen, sich auszudrücken, mitzuteilen und zu differenzieren, ist auch am Ende des Lebens eines demenzkranken Menschen erkennbar, und vor diesem Hintergrund wird noch einmal besonders deutlich, dass durch den assistierten Suizid ein Leben abgebrochen, von außen beendet wird. Dieser von außen herbeigeführte Abbruch bedeutet aber anthropologisch, psychologisch, existenziell etwas ganz anderes als ein Prozess, in dessen Verlauf das Leben an ein natürliches, von innen, weil vom Leben selbst bestimmtes Ende stößt.

Die hier aufgezeigte Alternative lässt sich nur verwirklichen, wenn Demenzkranke und ihre Angehörigen, wenn Ärzte und Pflegefachkräfte, die sich in besonderem Maße um demenzkranke Menschen bemühen, umfassende Unterstützung, aber auch unbedingte gesellschaftliche Wertschätzung erfahren. Wir sollten nicht übersehen, dass sich im Verlangen nach assistiertem Suizid letztlich auch ein gesellschaftlich mitbedingter Mangel widerspiegelt: nämlich *die nicht gelungene Unterstützung* des demenzkranken Menschen und seiner Bezugspersonen in einer besonders schweren Grenzsituation menschlichen Lebens.

(Kruse 2014, 393; Hervorh. BSS)

Was lässt sich dazu aus der Perspektive einer liberalen Ethik beitragen, die sich nicht einfach auf die (grundrechtskonforme) Position beschränken möchte, bei eindeutig gegebener Freiverantwortlichkeit sei jeder Suizid, unabhängig von seinen Motiven, respektabel und dürfe grundsätzlich von ebenfalls freiverantwortlichen Helfern unterstützt werden?

Ein erster wichtiger Aspekt betrifft offenkundig die genauere Interpretation des Suizidmotivs, das sich aus drei verschiedenen Teilmotiven zusammensetzen kann: (1) Sorge vor künftigem Leiden, (2) Sorge um die Belastung der Angehörigen und dann (3) der Wille, nicht irreversibel zum geistigen Schatten seiner selbst zu werden, sich so auch nicht versorgen und erleben zu lassen. Während das erste Motiv möglicherweise mit Aufklärung und mit einer therapiebegrenzenden Patientenverfügung und das zweite mit der Zusicherung pflegerischer und finanzieller Unterstützung abgeschwächt oder entkräftet werden könnte, gilt dies nicht für das dritte Teilmotiv, das von höchstpersönlichen Wert- und Würdevorstellungen abhängt. Dieses

Motiv kann sehr wohl rational und wertkohärent sein. Und so wäre auch die mit ihm begründete Entscheidung durchaus anerkennenswert, den Preis einer Verkürzung des Lebens in Kauf zu nehmen, dessen Qualität und Dauer man nicht im Einzelnen absieht (ebenso Hartmann u. a. 2009; Schramme 2013).

Der nachfolgende Auszug aus dem Abschiedsbrief der 84-jährigen neuseeländisch-kanadischen Psychotherapeutin Gillian Bennett, die sich drei Jahre nach der Diagnose einer Demenz das Leben nahm (einsam, weil ihre Angehörigen sich sonst mit einem Nichteingreifen strafbar gemacht hätten), veranschaulicht das eindrucksvoll:

> Heute um die Mittagszeit werde ich mir mein Leben nehmen. Es ist Zeit. Die Demenz fordert ihren Tribut und ich habe mich selbst fast verloren. Ich habe mein Ich verloren. [...] Ich möchte gehen, bevor der Tag kommt, an dem ich meine Situation nicht länger einschätzen oder aktiv werden kann, um mein Leben zu beenden. [...] Bitte versteht, dass ich durch meinen Suizid nichts aufgebe, woran mir liegt. Alles, was ich verliere, ist eine unbestimmte Zahl an Jahren als *vegetable* im Krankenhaus, [...] ohne die leiseste Ahnung davon zu haben, wer ich bin. [...] Ich habe mich mit Freunden und Nächsten beraten. [...] In unserer Familie wird anerkannt, dass jeder Erwachsene das Recht hat, seine eigene Entscheidung zu treffen. [...] Heute also, jetzt gleich, gehe ich heiter und so dankbar *into that good night.* [...] Es ist fast Mittagszeit. (Bennett 2014, o. S.; Übers. BSS)

Die Aufmerksamkeit, die dieser posthum veröffentlichte Brief in Kanada erhielt, mag mit dazu beigetragen haben, dass die Suizidhilfe-Regelungen 2016 geändert wurden und weiterhin in der Diskussion stehen (denn nach augenblicklich geltender Rechtslage hätte Gillian Bennett sich, in Ermanglung einer absehbar tödlichen Krankheit, noch immer nicht unterstützen lassen dürfen; s. Kap. 5.6).

Eine interessenbasierte Ethik, die ersichtlich keinerlei Grund dafür hätte, den Betroffenen selbst vor den stimmigen Konsequenzen seiner eigenen Würdevorstellungen zu schützen, muss allerdings auch berücksichtigen, welche verunsichernden Signale eine transparente (naheliegenderweise: ärztliche) Unterstützung bei solchen Demenz-Suiziden aussenden könnte. Doch würde damit anderen Demenzkranken, ihren Betreuern und der Gesellschaft als ganzer nahegelegt, ein solcher Präventiv-Suizid wäre eigentlich angemessen?

Ich glaube das nicht. Der gebotene gesellschaftliche Umgang mit Demenzpatienten hätte die zentrale Bedeutung, aber auch die individuelle Unterschiedlichkeit persönlicher Wert- und Würdevorstellungen in seinen Mittelpunkt zu stellen und ihnen *jeweils* Respekt zu verschaffen. Diejenigen, die ihr Krankheitsschicksal annehmend abwarten und gerade darin Würde sehen, sollten sich auf finanzielle Unterstützung, Angehörigenentlastung, gute Versorgungsstrukturen und soziale Wertschätzung verlassen können. Suizidwillige Demenzpatienten aber sollten darauf bauen können, dass sie damit nicht gegen Widerstände oder Tabus in ihrer Umgebung ankämpfen müssen. Vor allem sollten sie sicher damit rechnen können, bei anhaltendem Suizidwunsch bei dessen Umsetzung und ebenso in der Wahl eines (noch rechtzeitigen) Zeitpunkts aktiv unterstützt zu werden. Die zweite dieser Forderungen könnte ihnen Lebenszeit schenken, die erste Lebensqualität. Als der berühmte Satiriker und Schriftsteller Sir Terry Pratchett an einer früh einsetzenden Demenz erkrankte und diagnostiziert wurde, brachte er diesen Gesichtspunkt in einer renommierten BBC-Vorlesung auf folgende Formel (und wurde zu einem Kämpfer für die Legalisierung von Suizidhilfe):

> Wenn ich wüsste, dass ich zu jedem Zeitpunkt, zu dem ich es wollte, sterben könnte, dann wäre mir plötzlich jeder einzelne Tag so wertvoll wie eine Million Pfund. Wenn ich wüsste, dass ich sterben könnte, würde ich leben.
>
> (Pratchett 2010, o. S.; Übers. BSS)

Die moralische Leistung einer so liberalen wie menschlichen Gesellschaft müsste also darin liegen, sowohl den abkürzenden als auch den ausharrenden Weg zu respektieren, zu flankieren, und das auch öffentlich und transparent zu kommunizieren – weil und insofern diese Wahl persönliche Wertvorstellungen zum Ausdruck bringt und verantwortet. Einen Betrag zu dieser Transparenz würde auch die oben postulierte begriffliche Genauigkeit in der Beschreibung unterschiedlicher Suizidmotive leisten. Auch wenn Unerträglichkeits- und Präventiv-Suizide aus der hier vertretenen Sicht am Ende gleichermaßen respektiert werden sollten, sind ihre Kontexte und Implikationen zu unterschiedlich, als dass beide unter ›unzumutbarem Leiden‹ zusammengefasst und gehandhabt werden sollten. Dass auch unter niederländischen Ärzten nur eine (wenngleich größere) Minderheit Bereitschaft zur aktiven Unterstützung von Präventiv-Sterbewünschen nach einer Demenzdiagnose zeigt, weist in diese Richtung. Die Balance zwischen respektvoller Unterstützung und missverständlichen sozialen Signalen bleibt hier heikler als bei akutem Leiden an unheilbarer oder gar absehbar zum Tode führender Krankheit.

5.4 Suizidhilfe bei Hinfälligkeit in hohem Alter

Noch kontroverser und schwieriger wird die ethische Beurteilung der Unterstützung von Hinfälligkeits-Sterbewünschen in höherem Alter. Zwar taugt diese von mir behelfsmäßig gewählte Bezeichnung (s. Kap. 3.2) durchaus zur Abgrenzung gegen Sterbewünsche bei schwerster akuter oder aber schwerster bevorstehender Krankheit (Demenz), aber sie bündelt einen sehr heterogenen Restbestand an Beweggründen. Sie reichen von Sterbewünschen aufgrund von Altersbeschwerden (wie Sehstörungen, Schwerhörigkeit, Gedächtnis- oder Gleichgewichtsproblemen), die in der Summe als allzu beeinträchtigend empfunden werden, um damit weiterleben zu wollen, bis zu wirklich krankheitsfernem ›Genug-vom-Leben-Haben‹. Das Leiden an »Alterspolymorbidität« gibt die schweizerische Sterbehilfe-Organisation EXIT als den inzwischen zweithäufigsten Grund für eine Suizidbegleitung an (bei 227 von insgesamt etwa 862 Patienten im Jahr 2019) (EXIT 2019). Unter den niederländischen Suizidhilfe/*euthanasie*-Fällen im Jahr 2018 haben hingegen »kumulierte Altersbeschwerden« nur 3,5 % (205 Patienten) ausgemacht (Kontrollkommission Sterbehilfe 2019, 13). Zugleich macht EXIT mit seiner weichen Definition des »Altersfreitods« deutlich, wie schwierig hier Abgrenzungen und Vergleiche bleiben:

EXIT versteht darunter den assistierten Suizid eines betagten Menschen, der nicht an einer tödlichen Krankheit leidet, aber wegen der Summe seiner Beschwerden und Leiden seine Lebensqualität als beeinträchtigt empfindet. Hierbei umfasst der Begriff »Leiden« die Verminderung von körperlichen Funktionen, abnehmende Sinnesleistungen und Defizite in der Leistungsfähigkeit. Zusätzlich finden psychosoziale Faktoren und das Wissen um zu erwartendes Leiden ihren berechtigten Platz bei der Beurteilung des Leidens im und am Alter. (EXIT 2019)

EXIT jedenfalls setzt sich programmatisch für eine Erleichterung des so bestimmten Alterssuizids (insbesondere durch den Abbau gesellschaftlicher Tabus) ein. Als Erlaubniskriterium wird »das subjektive Leiden im und am Alter« akzeptiert. Eine Suizidbegleitung »bei kerngesunden Hochbetagten« komme dabei jedoch nicht in Frage (EXIT 2020, 5).

Spätestens hier ist auch unter suizidliberalen Wertsubjektivisten ein Dissens darüber zu erwarten, wie weit man in der Unterstützung von Sterbewünschen *noch* gehen dürfe. Für die einen ist es durchaus vorstell- und nachvollziehbar, dass jemand sich in vollster Überzeugung aus einem beschwerlich und leer gewordenen sehr langen Leben eigenhändig verabschieden möchte, und dass dies auch in friedlicher Absprache mit zurückbleibenden Nächsten erfolgen kann. Für andere ist dieser Schritt so erschreckend und befremdlich, dass sie bereit sind, sozialen Druck entweder zu unterstellen oder zu prophezeien (was vielleicht auch nur Intuitionen von Undankbarkeit und Grenzüberschreitung zum Ausdruck bringt). Am Ende ist die Argumentationslage ähnlich wie beim Präventiv-Suizid bei Demenz – nur wäre die Schraube noch ein Stück weitergedreht: Hier wie dort stoßen moralische Grundüberzeugungen aufeinander und es besteht die Gefahr, dass mit dem verfügbar gemachten Ausweg einer Suizidbegleitung der Ansporn der Gesellschaft abnimmt, sich für die Randbedingungen eines würdigen, subjektiv erlebenswerten Alterns einzusetzen: für den Schutz vor Altersarmut, die Gewissheit guter Pflege, das Bemühen um soziale Partizipationsmöglichkeiten und vieles mehr. Doch nicht nur wird es auch unter sehr guten äußeren Bedingungen Menschen geben, die auf all diese Angebote nicht eingehen, sondern lieber aus dem Leben treten wollen. Auch sind die materiellen und vor allem die menschlichen Ressourcen, die jüngere Menschen für die zunehmend vielen hochaltrigen Menschen ihrer Urgroßelterngeneration bereitstellen können, zwangsläufig begrenzt.

Richtig ist also einerseits, dass die soziale Mitverantwortung dafür, dass Menschen ihr Leben trotz Krankheit, Gebrechlichkeit und Hochaltrigkeit bejahen und aushalten können, nicht unter die Räder eines willfährigen Suizidhilfeliberalismus geraten darf. Andererseits sollten Menschen am Leben bleiben, weil sie dies wollen – nicht weil sie durch das Verweigern von Suizidhilfe dazu gezwungen werden. Das scheint mir klarerweise die angemessene Antwort auf freiverantwortliche, ernsthafte und wertstimmige Suizidwünsche à la *Udo Reiter* oder *André Gorz*. Zugleich aber stellen sich Fragen danach, wie eine humane Gesellschaft mit der steigenden Langlebigkeit zunehmend vieler Menschen angemessen umgehen kann und soll. Die Angst vor einem allzu leeren und mühsam gewordenen Leben wird zunehmen. Und so dringlich man wünscht, hier Möglichkeiten und Rezepte für den Erhalt von Lebenssinn und -freude zu finden, darf das nicht allzu massiv zu Lasten der Jüngeren gehen. Möglicherweise wird es daher eines Tages zu einer akzeptierten und häufiger genutzten Option Hundertjähriger werden, von eigener Hand aus einem allzu beschwerlich gewordenen Leben zu scheiden. Und auch hier mag, wie bei der Demenz-Prognose, bereits die Gewissheit einer verfügbaren Exitstrategie das Leben im Alter unbeschwerter machen. Vor diesen Debatten schrecken wir noch zurück. Irgendwann werden wir sie wohl aushalten müssen.

5.5 Suizidhilfe bei vollends mangelnder Nachvollziehbarkeit

Was für manche Betrachter bereits für Hinfälligkeits-Suizide gelten mag, wird für andere erst in noch extremeren Fällen einsetzen: Die Sterbewünsche erscheinen ihnen nicht mehr nachvollziehbar. Als Exempel kann noch einmal der dogmatische Fanatiker herhalten, der sich mit 50 Jahren suizidieren möchte. Aber auch der folgende Fall eines krankheitsfernen Suizidwunschs kann als Diskussionsgrundlage dienen:

Fall #4 Richard Gärtner

Er ist die Hauptperson in Ferdinand von Schirachs 2020 erschienenem und uraufgeführtem Theaterstück *GOTT* und möchte in einer fiktiven Anhörung das Recht auf Suizidhilfe erstreiten.

Der 78 Jahre alte Architekt ist seit drei Jahren verwitwet, Vater zweier Söhne und Großvater dreier kleiner Enkelkinder. Seine Ehefrau, mit der er 42 Jahre verheiratet war, starb an einem Hirntumor. Richard Gärtner ist »bis auf ein paar Alterszipperlein« ganz gesund, möchte aber ohne seine Frau nicht weiterleben. Zwei Jahre habe er psychotherapeutische und auch medikamentöse Hilfe »ausprobiert«, ohne dass das an seinem Entschluss etwas hätte ändern können. Die Billigung seiner ihm emotional nahestehenden Söhne habe er mühsam erkämpft.

Er schildert seine Leere so: »Elisabeth und ich waren Mitglieder in einer Reihe von Wohltätigkeitsorganisationen und kulturellen Vereinigungen. Wir sind zusammen ins Konzert gegangen, ins Theater, zu Einladungen. Wir sind viel gereist, sie wollte die ganze Welt sehen. Das alles habe ich aufgegeben. Alleine kann ich es nicht. Sie fehlt mir. Sie fehlt mir, wenn ich aufwache, und sie fehlt mir, wenn ich einschlafe. Sie fehlt bei allem, was ich tue, und bei allem, was ich sehe. Sie ist weg und ich bin noch da. Das ist nicht richtig.« Und: »[...] das Leben bedeutet mir nichts. Nichts mehr. Und ich will nicht irgendwann ins Krankenhaus, ich will nicht an Schläuchen hängen, ich will nicht aus dem Mund sabbern, und ich will nicht dement werden. Ich will als ordentlicher Mensch sterben, so, wie ich gelebt habe.« (S. 16 f.)

Und dann gibt es da noch ein weiteres Motiv, von dem Richard Gärtner auf Nachfragen berichtet. Seine Frau, die immer politisch engagiert gewesen sei, habe ein qualvolles Ende im Krankenhaus erleben müssen, vergeblich um Suizid- oder aktive Sterbehilfe gefleht, schließlich »irgendwann« »sehr viel Morphium« erhalten. Er betrachte es gewissermaßen als ihr Vermächtnis, dass er nicht »einfach« zum Suizid in die Schweiz reisen solle: »Zu einfach, hätte Elisabeth gesagt. Das Problem geht alle etwas an, also tust Du auch was für alle. So hat sie immer geredet. [...] Ich glaube, Elisabeth hätte es gewollt, dass ich das Problem, das sie gequält hat und unter dem ich jetzt leide, öffentlich mache. Deshalb bin ich hier. Ja.« (S. 20)

Unter Absehung von konkreten Nachfragen (hat *Richard Gärtner* vielleicht doch eine latente Depression? ist nicht sein eigentlicher Beweggrund die Mission in Sachen Suizidfreiheit bei unerträglichem Leiden, die er im Geiste seiner Frau Elisabeth ausfechten möchte?) stellt sich hier die grundsätzliche Frage nach der Bedeutung des Nachvollziehbarkeitskriteriums im Kontext von Suizidhilfe. Von *Richard Gärtner* halte ich für möglich, dass er diesem Kriterium in weiteren Gesprächen gerecht werden würde. Aber was, wenn er erst 58 Jahre alt wäre? Oder 38? Nachvollziehbarkeit, so zeigt sich, ist in weiten Teilen ein graduelles und subjektives Kriterium. Was also, wenn es im konkreten Fall nicht erfüllt ist?

Eine erste denkbare Antwort wäre, solche Suizide deshalb nicht zu unterstützen, weil das Billigung suggerieren, absurde Nachahmer-Effekte auslösen, die Hemmschwelle zum Aufgeben des eigenen Lebens senken und Signale der sozialen Gleichgültigkeit aussenden könnte. Der Fanatiker werde dann zwar in der Umsetzung seiner besonderen Interessen behindert, aber dies sei *hier* der Preis für die eben aufgezählten Kollektivinteressen am ›Lebensschutz‹. Das Argument ist zwar nicht bevormundend und somit paternalismusverdächtig, aber es überzeugt doch nur so lange, wie die Folgebefürchtungen tatsächlich einleuchten – und an dieser Stelle bin ich skeptisch.

Eine zweite Option wäre, die Interessen der Suizidhelfer mit in den Blick zu nehmen, die sich (in der Regel?) wohl kaum zum Handlanger einer ihnen selbst abstrus erscheinenden Selbsttötung würden machen wollen. Diese Lösung entspricht *einem* Erfordernis, das die oben zitierten SAMW-Richtlinien zu einem verpflichtenden ethischen Kriterium für eine Suizidunterstützung durch Schweizer Ärzte erhoben haben: Sie müssen, um helfen zu dürfen, den (im Kontext von Krankheit) entstandenen Suizidwunsch ihres Patienten »im intersubjektiven Nachvollzug« plausibel finden (SAMW 2018 a, 25). Auch wenn, wie oben geschildert, die Schweizer Ärztekammer diese Auflage zu anspruchslos findet, erscheint sie mir nachahmenswert für Ärzte in anderen Ländern, auch in Deutschland (s. Kap. 4.4).

Doch was *genau* richtet das Kriterium intersubjektiven Nachvollzugs des konkreten Sterbewunsches aus und wie lässt es sich begründen? Zum einen regelt es, dass niemand einem anderen beim Sterben helfen soll, ohne dessen Beweggrund wenigstens ansatzweise zu billigen. Damit bleiben die Integrität des Helfers und der besondere Charakter dieser Unterstützung gewahrt, die tatsächlich niemals zu einer kalten Erfüllungsroutine verkommen dürfte. Auch der Philosoph Peter Schaber, Vertreter einer Willenstheorie individueller moralischer Rechte, pocht darauf, dass erst »gute Gründe« einen Anspruch auf Suizidhilfe rechtfertigen könnten:

> So gilt: Man sollte jemanden [sic] nur helfen, wenn dieser gute Gründe hat, das zu tun, bei dem man ihm hilft. Der Umstand, dass der Wunsch der betroffenen Person, dass man ihr hilft, ein selbstbestimmter ist, trägt hier normativ nichts aus. Das heißt: Er liefert keinen Grund dafür, ihr zu helfen. Der erklärte Wille, sofern er die Freiwilligkeits- und die Wissensbedingung erfüllt, liefert keine Gründe, sondern verändert die deontischen Eigenschaften der Situation: Sie macht aus unerlaubten erlaubte Handlungen. (Schaber 2017, 106)

Das klingt nach einer entlastend glatten Antwort: Ein *Abwehr*recht (gegen Verhinderungsversuche eines freiverantwortlichen Suizids) besteht kraft anerkannter Souveränität in Entscheidungen über das eigene Sterben; ein *Anspruchs*recht auf Hilfe hingegen nur bei »guten Gründen« für den Sterbewunsch. Ähnlich sehen das offenbar auch andere Liberale, die vorschlagen, Suizidhilfe ebenfalls an die »objektive Vernünftigkeit« oder die »intersubjektive Nachvollziehbarkeit« der jeweiligen Beweggründe zu knüpfen (vgl. Birnbacher 2017; Merkel 1991; Hoerster 1998). Solange sie um Anerkennung der ethischen Legitimität von Suizidhilfe für *Schwerstkranke* kämpfen mussten, konnte diese dann ohnehin erfüllte Einschränkung als unwichtiges Detail durchgehen. Doch nun, vor dem Hintergrund des dezidiert antipaternalistischen Karlsruher Urteils, wäre hier nachzufragen.

Dieses Urteil formuliert in größtmöglicher Deutlichkeit, dass der Respekt vor freiverantwortlich gefassten Sterbewünschen nicht von deren inhaltlichen Motiven abhängen dürfe:

> Das Recht auf selbstbestimmtes Sterben ist als Ausdruck personaler Freiheit nicht auf fremddefinierte Situationen beschränkt. Das den innersten Bereich individueller Selbstbestimmung berührende Verfügungsrecht über das eigene Leben ist insbesondere nicht auf schwere oder unheilbare Krankheitszustände oder bestimmte Lebens- und Krankheitsphasen beschränkt [...].
> Maßgeblich ist der Wille des Grundrechtsträgers, der sich einer Bewertung anhand *allgemeiner Wertvorstellungen, religiöser Gebote, gesellschaftlicher Leitbilder für den Umgang mit Leben und Tod oder Überlegungen objektiver Vernünftigkeit entzieht.*
> (BVerfG 2020, Rz. 210; Hervorh. BSS)

Was aber impliziert dieses Grundrechtsverständnis für Menschen mit freiverantwortlichen *idiosynkratischen* Suizidwünschen, denen niemand von sich aus Hilfe *anbieten* möchte? Die Argumentation des Urteils setzt das Faktum eines Anbietungswillens immer schon voraus (ebd., Rz. 212 ff.). Wenn aber niemand einem ›Kerngesunden‹ Suizidhilfe leisten möchte, muss die Gesellschaft ihm dann ein Sterbemedikament zumindest zugänglich machen? Das wäre ja auch ohne die persönliche Begleitung von Ärzten oder anderen Personen zu bewerkstelligen. Karlsruhe schweigt dazu. Aber klar scheint, dass eine normative Differenzierung zwischen antipaternalistisch konzipierten Abwehrrechten, wie wir sie beim Behandlungsverzicht einräumen, und paternalistisch begrenzten Anspruchsrechten (auf Suizidhilfe) sich nicht von selbst erklärt. Wenn *Richard Gärtners* oder des Fanatikers Würde durch den Respekt vor ihren Sterbeentschlüssen geachtet werden, darf man sie dann – weil ›gute‹ Gründe‹ fehlen – gegen ihren Willen im Leben halten oder zu einem Brutalsuizid nötigen? Hier kommt es gegenüber den Betroffenen zum Schwur zwischen Achtung und Interessenschutz, zwischen Freiheits- und Wohlergehenssorge, die in solchen Extremfällen eben nicht mehr *beide* – Hand in Hand – durch das Respektieren eines Selbstbestimmungsrechts realisiert werden.

So schwierig also offensichtlich die richtige theoretische wie praktische Handhabe solcher Extremsituationen wäre, darf man doch nicht vergessen, dass sie eher hypothetischer als bedrohlich-praktischer Natur sind. Fast alle freiverantwortlichen Suizidwünsche *sind* – so zeigen die Daten aus der Schweiz oder den Niederlanden – für sehr viele Menschen durchaus nachvollziehbar.

5.6 Töten auf Verlangen

Erinnern wir uns: Aktive Sterbehilfe steht fast überall auf der Welt unter Strafe, während Suizidhilfe in mehreren Ländern erlaubt ist und in noch viel mehr Ländern gefordert und debattiert wird (s. Kap. 2.3). Fast ausnahmslos gehört es dabei zu den Spielregeln *auch* der Suizidhilfe-Befürworter, sich von aktiver Sterbehilfe klar zu distanzieren. Exemplarisch:

> Weltweit nimmt die Zahl der Staaten stetig zu, die Suizidhilfe oder sogar Tötung auf Verlangen legalisiert haben. Zuletzt ist dies in Kalifornien, Kolumbien und Kanada geschehen. Befremdlich dabei: Während Kalifornien sich an der Gesetzgebung in Oregon orientiert und nur die Suizidhilfe erlaubt hat, wurde in Kanada und Kolumbien auch die Tötung auf Verlangen straffrei gestellt, ungeachtet ihrer großen Gefahren (u. a. die mögliche Ausweitung auf nicht-einwilligungsfähige Menschen wie Kinder und Demenzkranke). Es ist zu hoffen, dass Deutschland ein solches Schicksal erspart bleibt. (Jox/Borasio 2017, 141)

In beschreibender Hinsicht besteht der Unterschied zwischen Suizidhilfe und aktiver Sterbehilfe allein darin, dass im ersten Fall der Patient und im zweiten Fall sein Arzt den letzten Schritt der Durchführung vornimmt. Wird etwa die tödliche Infusion, die auf den freiverantwortlichen Wunsch des Patienten hin seinem Leben ein Ende setzen soll, vom Arzt gestartet, praktiziert er Töten auf Verlangen. Stellt der Patient selbst das Infusionsgerät an, handelt es sich um Suizid – und alle Vorbereitungen des Arztes bis hin zum Befüllen des Geräts zählen lediglich als Assistenz. Im Extremfall kann ein Patient, etwa bei vollständiger Lähmung seiner Arme und Hände, den besagten allerletzten Schritt sogar durch einen blickgesteuerten Computerbefehl vollziehen, nachdem alle Vorbereitungen von einer anderen Person durchgeführt wurden. Wie nun kann dieser hauchdünne Unterschied – die ›Täter‹-Identität im letzten Millimeter des ursächlichen Handlungsgeschehens – von solcher normativen Bedeutung sein? Wie kann es allein von ihr abhängen, ob das Gesamtgeschehen mit Freiheitsstrafen und moralischer Entrüstung quittiert wird oder aber als legitim gilt? Dazu nachfolgend ein paar knappe Überlegungen.

In den Niederlanden würde man auf die voranstehenden Fragen mehrheitlich antworten, dass sich die vermeintliche Bewertungsdifferenz überhaupt nicht sachlich begründen lasse. Vor dem Hintergrund dieser Überzeugung sind in den Niederlanden beide Sterbehilfe-Varianten gleichermaßen straffrei und unterliegen identischen Zulässigkeitsbedingungen. Vor die Wahl gestellt, bevorzugen ca. 96 % der Patienten *euthanasie* durch ihren Arzt (Kontrollkommission Sterbehilfe 2019, 13). Manche Kritiker diagnostizieren bereits hier ein problematisches Aufgeben von Selbstbestimmung. In Wirklichkeit erklärt sich dieser Sachverhalt offenbar damit, dass die Betroffenen aus Gründen prozeduraler Sicherheit ohnehin einen Arzt dabei haben möchten, und dass anwesende Angehörige so gar nicht erst in den Verdacht einer unzulässigen *nicht*-ärztlichen Suizidunterstützung gerieten (de Beaufort/van de Vathorst 2016, 1466).

Ein ähnliches Bild zeigt sich übrigens in Kanada: Dort dürfen seit 2016 wahlweise aktive Sterbehilfe oder (außer in Quebec) ärztliche Suizidhilfe praktiziert werden – bei unerträglichem Leiden und der umstritten vagen Auflage, das tödliche Ende der Erkrankung müsse halbwegs (*reasonably*) absehbar sein. Von den 6749 Patienten, die nach offizieller Dokumentation diesen Weg seither beschritten haben, starben nur 6 durch assistierten Suizid, die übrigen durch Töten auf Verlangen (Government of Canada 2019). Veranlasst wurde die Regelung – die gegenwärtig gesellschaftlich erneut auf dem Prüfstand steht, weil sie als zu restriktiv empfunden wird – auch in Kanada durch ein Verdikt des Obersten Gerichtshofs und gegen die ursprünglichen Auffassungen der organisierten Ärzteschaft.

Wie aber ließe sich *zugunsten* einer ethischen Zulässigkeits-differenz argumentieren? Es werden hier insgesamt ein politisches Argument und fünf ethische Begründungen vorgebracht (vgl. Wittwer 2020, 199 ff.). Alle sechs sind weniger überzeugend, als oft unterstellt wird. Das politische Argument lautet ›Schatten der nationalsozialistischen Menschheitsverbrechen‹ und muss kaum erläutert werden. Der damals missbrauchte Begriff der *Euthanasie* und die Konnotation von Massenmorden haben die Debatten über freiverantwortlich verlangte Tötung, vor allem in Deutschland, nachhaltig tabuisiert. Eine entsprechende Sensibilität ist verständlich und war zudem erforderlich, um eine Liberalisierung anderer Sterbehilfe-Varianten überhaupt diskutieren zu dürfen – hat aber Kontinuitätsvorstellungen zwischen Nazimorden und Sterbehilfe und einen undifferenzierten bioethischen Konservativismus befestigt (vgl. Singer 1991).

Ethisch gibt es fünf Argumente für die kategorische Vorzugswürdigkeit von Suizid- gegenüber aktiver Sterbehilfe, denen zufolge letztgenannte (1) intrinsisch falsch, (2) grundsätzlich unkontrollierbarer *in puncto* Freiwilligkeit, (3) missbrauchsanfälliger, (4) für den Helfer psychisch belastender und (5) in der sozialen Wahrnehmung problematischer ist. Die ersten drei Begründungen sind unplausibel, die beiden letzten eher kontingenter Natur.

Zum ersten Argument: Dass aktive Sterbehilfe *als solche*, unter sonst identischen Randbedingungen, moralisch verwerflicher oder problematischer sei als Suizidhilfe ist eine apodiktische Behauptung. Ob ein Patient, dessen Sterbewunsch in einem vernünftigen Verfahren als ernsthaft, freiverantwortlich und nachvollziehbar bewertet worden ist, die Umsetzung des Sterbewunsches (oder gar nur ihren allerletzten Schritt) selbst vollzieht oder an seinen ebenfalls freiverantwortlich handelnden Arzt delegiert, kann vernünftigerweise für die Bewertung dieser konkreten Handlung keinerlei Unterschied machen. In den deutlichen Worten des Strafrechtlers Günther Jakobs:

> Geht es aber um eigene Zwecke, so ist der einzige Unterschied zwischen Selbsttötung und Tötung auf Verlangen derjenige zwischen eigenhändiger und arbeitsteiliger Zweckverfolgung; was Zweck und wie dieser zu verfolgen ist, bestimmt in beiden Fällen der Lebensmüde selbst.
>
> Die ganz geläufige Deutung, das Verbot der Tötung auf Verlangen schreibe das Leben als »unveräußerliches« Gut fest und schließe es aus, daß jemand über fremdes Leben verfüge, liegt also neben der Sache; denn der Lebensmüde veräußert nichts und überläßt keinem anderen die Verfügung über sein Leben, sondern betreibt arbeitsteilig seinen eigenen Umgang mit seinem Leben. (Jakobs 1998, 16)

Das zweite und das dritte Argument (von der erhöhten Missbrauchsanfälligkeit und weniger abgesicherten Freiwilligkeit ›verlangter‹ Tötung) bedienen vor allem Intuitionen von der Möglichkeit übergriffiger, fremdbestimmter oder doch nicht ernsthaft gewollter Tötung, die erst dadurch sicher ausgeschlossen werde, dass der Patient den letzten Schalter selbst bediene und sich so noch im letzten Moment umentscheiden könne. Doch was wäre anders, wenn dieser letzte Moment zwei Sekunden früher gekommen wäre – mit der letzten Nachfrage des Arztes, ob sein Patient endgültig bei seinem Willen bleibe? Auch die immer wieder zu lesende Behauptung, die bedingte Straffreiheit aktiver Sterbehilfe in den Niederlanden sei mitursächlich dafür, dass dort angeblich bedenklich viele Patienten kriterienwidrige *euthanasie* ohne ihren Willen erführen (z. B. Borasio u. a. 2014, 51; Wittwer 2020, 205 ff.), trifft für die Gegenwart eindeutig nicht mehr zu und ist auch für die Anfangszeit nicht belegbar (Lewis 2007; Van der Heide u. a. 2017). Dennoch ist der Vorwurf nicht verstummt.

Bei gleich guter prozeduraler Absicherung, wie sie ohnehin *immer* zwingend erforderlich ist, kann die Frage des rein formalen ›Autorschafts-Millimeters‹ keine eigenständige Bedeutung haben. In *beiden* Konstellationen muss und kann der Patient die alleinige Entscheidungs- und der Arzt lediglich eine Ausführungsverantwortung tragen.

Allerdings kann die behauptete Differenz sehr wohl auf psychologischer oder symbolischer Ebene bestehen (das vierte und fünfte Argument). Beide Aspekte hängen entscheidend vom sozialen *Framing* ab. Je beharrlicher in der Öffentlichkeit am angeblich fundamentalen und genuin normativen Unterschied zwischen Suizidhilfe und aktiver Sterbehilfe festgehalten wird, desto mehr mag sich dieser Unterschied in der sozialen Wahrnehmung manifestieren.

Ein gesonderter Aspekt der vergleichenden Beurteilung (und von Argument drei) besteht nun aber in der unbestreitbaren Tatsache, dass aktive Sterbehilfe auch auf andere und strittige Umstände ausgeweitet werden kann. So darf man in den Niederlanden auch kraft einer freiverantwortlich verfassten Patientenverfügung wirksam *euthanasie* veranlassen – also für einen Zeitpunkt in der Zukunft, zu dem man dann nicht mehr urteilsfähig ist. Zu dieser (bisher in seltenen Fällen praktizierten) Sonderkonstellation gibt es auch in den Niederlanden eine anhaltende kontroverse Debatte. Überdies machte der Fall einer niederländischen Patientin international Schlagzeilen: Sie wurde im Stadium weit fortgeschrittener Demenz gegen körperlichen Widerstand getötet, weil sie das zwei Jahre zuvor in einer eindeutigen Patientenverfügung verlangt hatte. Anders als von ihren eigenen Angehörigen und zuletzt auch vom Obersten Gericht der Niederlande wird dieser Fall von vielen Seiten als Beweis für das Abgleiten der niederländischen *euthanasie*-Praxis in illegitime Abgründe gewertet (Grunert 2020).

Auch wenn vorausverfügte Sterbehilfe-Gesuche in diesem Buch insgesamt bewusst ausgeklammert wurden, sei wenigstens auf folgende Punkte hingewiesen: Was im Umgang mit diesem schwierigen Sonderthema für richtig gehalten wird, ergibt sich weder logisch noch empirisch aus dem für richtig gehaltenen Umgang mit aktualen Sterbehilfe-Wünschen und der Art und Weise ihrer Umsetzung. So scheint es einerseits durchaus möglich, auch *euthanasie* nur auf Jetzt-für-jetzt-Entscheidungen zu begrenzen (wie in Kanada). Andererseits könnte urteilsfähigen Patienten theoretisch sogar zugestanden werden, etwa für den Zustand späterer schwerster Demenz wirksam einen arrangierten *nicht*-freiverantwortlichen Suizid (durch Trinken eines tödlichen Medikamentencocktails) zu verlangen. Auf den *Modus* der dann jeweils erfolgenden Sterbehilfe kommt es offenbar nicht entscheidend an. Ethisch ausgehandelt werden muss aber eine zentrale Grundfrage: In welchem Maße sollen Sterbewünsche aus gesünderen Tagen für Zeiten verbindlich sein, in denen die eigene Einsicht in eben diese Wünsche und ihre Beweggründe erloschen ist? Diese Frage stellt sich in aller Härte und Strittigkeit bereits heute für Therapieverzichts-Erklärungen im Spätstadium einer Demenz (dazu schon Dworkin 1994, Kap. 8).

Für betroffene Patienten ist die Tabuisierung aktiver Sterbehilfe inzwischen von geringerer Bedeutung, als man meinen könnte. Denn auch gelähmte Patienten (wie im oben geschilderten Fall) könnten heutzutage mit entsprechender Übung und Ausrüstung einen Suizid per Computer begehen, wären also zum selbstbestimmten Sterben nicht mehr auf den Modus aktiver Sterbehilfe angewiesen. So betrachtet, ist das Beharren auf einer vermeintlichen intrinsischen normativen Unterschiedlichkeit zwar intellektuell unplausibel; auch scheint der Aufwand eines alternativen High-Tech-Suizids ganz unnötig. Aber zumindest sind in suizidhilfeliberalen Ländern die Auswirkungen für Patienten weniger dramatisch als in früheren Jahren. Nicht annehmbar ist jedoch die moralische Überheblichkeit, mit der auf dem Boden der Unterschiedsthese die niederländische *euthanasie* Praxis oft moralisch diskreditiert wird.

6
Fazit und Ausblicke

Schicksalhaftigkeit als Orientierungsmaßstab spielt für eine steigende Zahl ›moderner Menschen‹ in vielen Lebensfragen eine weniger prominente Rolle als für unsere Vorfahren. Das betrifft auch unser Verhältnis zum eigenen Sterben. Im facettenreichen Gefolge der Aufklärung (im geistes- und sozialwissenschaftlichen Sinn) hat die Bereitschaft abgenommen, das eigene Leben so lange zu führen, wie es eben währt. Diese Entwicklung pauschal zu bedauern, gibt es keinen Grund. Denn warum wäre es wünschenswert, die allgemeine ›Entzauberung‹ der Welt ausgerechnet vor dem Sterben halt machen zu lassen? Und warum sollte subjektiv unerwünschtes Leben gegen seinen Besitzer geschützt werden?

Die eigene letzte Stunde abwarten oder sogar mit allen erträglichen Mitteln hinausschieben zu wollen, ist und bleibt vermutlich die Einstellung der allermeisten Menschen und verdient jeden Respekt. Aber auch der bewusste Verzicht auf bestimmte Eingriffs- und Manipulationspotentiale der Hochleistungsmedizin als Exitstrategie ist schon einigermaßen üblich geworden. Darüber hinaus möchten manche Menschen eine suizidale Exitstrategie wählen, um krankheitsbedingte massive Einschränkungen nicht länger aushalten zu müssen, dem Endstadium einer Demenz zuvorzukommen oder eine bevorstehende Phase der Hochaltrigkeit nicht mehr zu erleben, die aus ihrer Sicht deutlich mehr Last als Segen verspricht. Alle drei Lebensperspektiven stehen uns heutzutage dank moderner Medizin und zunehmender Langlebigkeit viel häufiger und weit be-

J. B. Metzler © Springer-Verlag GmbH Deutschland, ein Teil von Springer Nature, 2020
B. Schöne-Seifert, *Beim Sterben helfen – dürfen wir das?*, https://doi.org/10.1007/978-3-476-05653-5_6

wusster vor Augen als noch unseren Urgroßeltern. Und alle drei Beweggründe können aus unvoreingenommener Sicht als modern erweiterte und höchst persönliche Spielarten der Stoiker-Metapher vom Verlassenwollen des allzu *morsch gewordenen Hauses* verstanden werden.

Für den Umgang der Gesellschaft, ihrer Ärzte und Bürger mit solchen Sterbewünschen ergibt sich aus der hier vertretenen ethischen Perspektive eine aus fünf Punkten bestehende Bilanz:

1. Der häufigste nachvollziehbare Grund für den Wunsch nach Sterbehilfe richtet sich darauf, eine als qualvoll erlebte letzte Lebensphase bei bereits bestehender schwerer Krankheit abzukürzen. Unter den Bedingungen von Freiverantwortlichkeit und Wohlüberlegtheit gibt es in dieser Konstellation keine plausible Rechtfertigung dafür, nicht auch *Suizidhilfe* zu leisten, wenn sie erbeten wird.

Das Insistieren der *dogmatisch-konservativen Position*, passive und indirekte Sterbehilfe oder unterstützende Begleitung beim Sterbefasten seien *normativ genuin* anders zu bewerten als Suizidhilfe, versteckt sich hinter ethisch insignifikanten Unterscheidungen. Die wünschenswerteste Hilfe wäre hier von vertrauten Ärzten zu erhoffen, die diese Unterstützung ihrerseits freiverantwortlich leisten.

2. Weitaus seltener (aber erwartbar zunehmend) sind freiverantwortliche, wohlüberlegte Suizidwünsche, die dem Fortschreiten einer Demenzerkrankung zuvorkommen oder ein subjektiv allzu belastend und mühsam gewordenes Altern nicht fortsetzen wollen. In Anerkennung eines ›flankierten Bewertungssubjektivismus‹ müssen auch solche Wünsche, unter Wahrung eines verstärkten ›Vergewisserungs-Schutzwalls‹, unterstützt werden dürfen.

Das Parlament hat keine Befugnis, die hier Betroffenen unter der Diagnose eines überbordenden Selbstgestaltungswillens oder aus (verdeckten) religiösen Gründen und persönlichen moralischen Vorbehalten der Abgeordneten zu einem einsamen Brutalsuizid oder zum Weiterleben zu zwingen.

3. Gleichzeitig ist die Gesellschaft in der Pflicht, bei der Suizidhilfe einem *indirekten* Nutzungsdruck vorzubeugen. Sie muss flächendeckende Palliativmedizin bereitstellen und sollte verantwortungsvoll und kreativ daran arbeiten, das Leben auch mit schwerer Demenz und in hohem Alter subjektiv möglichst lebenswert zu machen.

4. In gesellschaftlichen und persönlichen Debatten über Suizidwünsche und ihre Unterstützung sollte aufrichtig und offen geredet und geschrieben werden. Längst nicht alle diese Wünsche fallen unter einen wohlverstandenen Begriff *unerträglichen subjektiven Leidens*. Sie müssen das auch nicht, um respektiert zu werden. Wohl aber bewirken begriffliche Überdehnungen Intransparenz und wecken Sorge vor sogenannten Dammbrüchen.

5. Zu den ›Flankierungen‹ des Bewertungssubjektivismus gehört, dass auch eine liberale Gesellschaft nicht darauf verpflichtet wird, Suizide aktiv zu unterstützen, die nach sorgfältiger Prüfung zwar freiverantwortlich, aber dogmatisch oder gänzlich frivol erscheinen. Sollten (unwahrscheinlich genug) so erscheinende Suizidhilfewünsche je geäußert werden, muss in Einzelfallprüfung die schwierige Balance zwischen zu viel Paternalismus und zu wenig Schutz vor absurden individuellen Entscheidungen geleistet werden.

Zitierte Literatur

Hinweis: Alle Internetseiten wurden zuletzt im Juli 2020 abgerufen.

AEM (Akademie für Ethik in der Medizin): Stellungnahme des Vorstands zum Urteil des Bundesverfassungsgerichts vom 26. 02. 2020 aus medizinethischer Sicht (2020). https://bit.ly/2BgEYK6.

Allensbach (Institut für Demoskopie): Ärztlich begleiteter Suizid und aktive Sterbehilfe aus Sicht der deutschen Ärzteschaft (2010). https://bit.ly/3hk4orc.

Allensbach (Institut für Demoskopie): ROLAND Rechtsreport 2016 (2016). https://bit.ly/3fP6cGW.

Alt-Epping, Bernhard: Con: Der freiwillige Verzicht auf Nahrung und Flüssigkeit ist keine Form des Suizids. In: Zeitschrift für Palliativmedizin 19/01 (2018), 12–15.

Arnold, Uwe-Christian/Schmidt-Salomon, Michael: Letzte Hilfe. Ein Plädoyer für das selbstbestimmte Sterben. Reinbek bei Hamburg 2014.

Arras, John D.: The Way We Reason Now: Reflective Equilibrium in Bioethics. In: Bonnie Steinbock (Hg.): The Oxford Handbook of Bioethics. New York 2007, 46–71.

BÄK (Bundesärztekammer): Richtlinien für die Sterbehilfe. In: Deutsches Ärzteblatt 76/14 (1979), 957–960.

BÄK (Bundesärztekammer): Richtlinien für die ärztliche Sterbebegleitung. In: Deutsches Ärzteblatt 90/37 (1993), A 2404–A 2406.

BÄK (Bundesärztekammer): Grundsätze der Bundesärztekammer zur ärztlichen Sterbebegleitung. In: Deutsches Ärzteblatt 108/7 (2011), A 346–A 348.

Bartsch, Christine/Landolt, Karin/Ristic, Anita u. a.: Assistierte Suizide in der Schweiz. Auswertung der in den Schweizer Instituten für

Rechtsmedizin dokumentierten Todesfälle. In: Deutsches Ärzteblatt International 116/33–34 (2019), 545–552.

Beauchamp, Tom L./Childress, James F.: Principles of Biomedical Ethics [1979]. Oxford/New York ⁸2019.

de Beaufort, Inez D./van de Vathorst, Suzanne: Dementia and Assisted Suicide and Euthanasia. In: Journal of Neurology 263/7 (2016), 1463–1467.

Beleites, Eggert: Bundesärztekammer: Grundsätze zur Sterbebegleitung neu gefasst. In: Deutsches Ärzteblatt 101/19 (2004), A-1297.

Bennett, Gillian: Goodbye & Good Luck! In: deadatnoon.com (2014). https://bit.ly/3joOtZ5.

BGH (Bundesgerichtshof): Urteil vom 15. November 1996-3 StR 79/96, Rz. [Randziffer] 1–27.

BGH (Bundesgerichtshof): Urteil vom 25. Juni 2010-2 StR 454/09, Rz. 1–43.

Bickhardt, Jürgen/Hanke, Roland Martin: Freiwilliger Verzicht auf Nahrung und Flüssigkeit: Eine ganz eigene Handlungsweise. In: Deutsches Ärzteblatt 111/14 (2014), A590–A592.

Birnbacher, Dieter: Tun und Unterlassen. Stuttgart 1995.

Birnbacher, Dieter: Ist Sterbefasten eine Form von Suizid? In: Ethik in der Medizin 27/4 (2015), 315–324.

Birnbacher, Dieter: Das ärztliche Ethos im Spannungsfeld von ärztlichem Urteil, Recht und Erwartungen der Öffentlichkeit. In: Héctor Wittwer/Daniela Ringkamp (Hg.): Was ist Medizin? Der Begriff der Medizin und seine ethischen Implikationen. Freiburg/München 2018, 215–237.

Bolt, Eva Elizabeth/Snijdewind, Marianne C./Willems, Dick L. u. a.: Can Physicians Conceive of Performing Euthanasia in Case of Psychiatric Disease, Dementia or Being Tired of Living? In: Journal of Medical Ethics 41/8 (2015), 592–598.

Bosshard, Georg: Assistierter Suizid in der Schweiz: Ursprung, Entwicklungen, empirische Befunde. In: Gian Domenico Borasio/Ralf J. Jox/Jochen Taupitz/Urban Wiesing (Hg.): Assistierter Suizid: Der Stand der Wissenschaft. Berlin/Heidelberg 2017, 29–40.

Bosshard, Georg/Nilstun, Tore/Bilsen, Johan u. a.: Forgoing Treatment at the End of Life in Six European Countries. In: Archives of Internal Medicine 165/4 (2005), 401–407.

Bosshard, Georg/Fischer, Susanne/van der Heide, Agnes u. a.: Intentionally Hastening Death by Withholding or Withdrawing Treatment. In: Wiener Klinische Wochenschrift 118/11–12 (2006), 322–326.

Brauer, Susanne/Florin, Christiane/Strub, Jean-Daniel: Haltung der Ärzteschaft zur Suizidhilfe. In: SAMW.ch (2014). https://bit.ly/32EhoE3.

BVerfG (Bundesverfassungsgericht): Urteil des Zweiten Senats vom 26. Februar 2020-2 BvR 2347/15, Rz. [Randziffer] 1–343.

Chabot, Boudewijn/Walther, Christian: Ausweg am Lebensende. Sterbefasten – Selbstbestimmtes Sterben durch Verzicht auf Essen und Trinken. München/Basel ⁵2017.

Charlesworth, Max: Leben und sterben lassen. Bioethik in der liberalen Gesellschaft. Hamburg 1997 (engl. 1993).

Christman, John Philip: The Politics of Persons. Individual Autonomy and Socio-Historical Selves. Cambridge/New York 2009.

Crisp, Roger: Well-Being. In: Edward N. Zalta (Hg.): The Stanford Encyclopedia of Philosophy (2017). https://stanford.io/2ZK8hhA.

Dabrock, Peter: Interview zum Sterbehilfe-Urteil: ›Der Lebensschutz wiegt nichts‹. In: Süddeutsche Zeitung (27. 2. 2020). https://bit.ly/2WFsRhp.

van den Daele, Wolfgang: Selbstbestimmung am Lebensende. Der Konsens der Eliten und die Meinung der Bevölkerung. In: Vorgänge 175/2 (2006), 81 86.

Dahmen, Birte Malena/Vollmann, Jochen/Nadolny, Stephan u. a.: Limiting Treatment and Shortening of Life: Data from a Cross-Sectional Survey in Germany on Frequencies, Determinants and Patients' Involvement. In: BMC Palliative Care 16/1 (2017), o. S.

Daniels, Norman: Reflective Equilibrium. In: Edward N. Zalta (Hg.): The Stanford Encyclopedia of Philosophy (2020). https://stanford.io/39q69Pf.

Death with Dignity National Center (2020). https://bit.ly/39fsVJH.

Deutscher Ethikrat: Zur Regelung der Suizidbeihilfe in einer offenen Gesellschaft. Ad-hoc-Empfehlung. Berlin 2014.

Di Nucci, Ezio: The Doctrine of Double Effect (2012), o. S. https://bit.ly/3eKlhIx.

Duttge, Gunnar/Simon, Alfred: Begleitung beim freiwilligen Verzicht auf Nahrung und Flüssigkeit als (strafbare) Suizidhilfe? In: Neue Zeitschrift für Strafrecht 37/9 (2017), 512–216.

Dworkin, Ronald: Rights as Trumps. In: Jeremy Waldron (Hg.): Theories of Rights. Oxford 1984, 153–167.

Dworkin, Ronald: Die Grenzen des Lebens. Abtreibung, Euthanasie und persönliche Freiheit. Reinbek bei Hamburg 1994 (engl. 1993).

Emanuel, Ezekiel: Euthanasia and Physician-Assisted Suicide: Focus on the Data. In: Medical Journal of Australia 206/8 (2017), 339–340.

EKD (Evangelische Kirche in Deutschland): Wenn Menschen sterben wollen. Eine Orientierungshilfe zum Problem der ärztlichen Beihilfe zur Selbsttötung (2008). https://bit.ly/3oQeU1t.

EKD (Evangelische Kirche in Deutschland)/DBK (Deutsche Bischofs-konferenz): Gott ist ein Freund des Lebens. Herausforderungen und Aufgaben beim Schutz des Lebens. Gütersloh 1989.

EXIT: Jahresbericht (2019). https://bit.ly/39gUa6B.

EXIT: Altersfreitod bewegt. In: EXIT-Info 1.20 (2020), 4–9. https://bit.ly/3jsSoWp.

Feinberg, Joel: Euthanasia and the Inalienable Right to Life. In: Philosophy & Public Affairs 7/2 (1978), 93–123.

Flaßpöhler, Svenja: Mein Tod gehört mir. Über selbstbestimmtes Sterben. München 2013.

Frederick, Shane/Loewenstein, George: Hedonic Adaptation. In: Daniel Kahnemann/Ed Diener/Norbert Schwarz (Hg.): Well-Being. The Foundations of Hedonic Psychology. New York 1999, 302–329.

Frerk, Carsten: Das Verbot der Sterbehilfe ist ein Erfolg kirchlicher Lobbyisten. In: Giordano-Bruno-Stiftung.de (2015). https://bit.ly/3f2WKyg.

Gillon, Raanan: Euthanasia, Withholding Life-Prolonging Treatment, and Moral Differences between Killing and Letting Die. In: Journal of Medical Ethics 14/3 (1988), 115–117.

Glover, Jonathan: Causing Death and Saving Lives. London 1977.

Glover, Jonathan: Choosing Children. Genes, Disability, and Design. Oxford/New York 2006.

Gordijn, Bert/Janssens, Rien: Euthanasia and Palliative Care in the Netherlands: An Analysis of the Latest Developments. In: Health Care Analysis 12/3 (2004), 195–207.

Gorz, André: Brief an D. Geschichte einer Liebe. Zürich [6]2007 (frz. 2006).

Government of Canada: Fourth Interim Report on Medical Assistance in Dying in Canada (2019). https://bit.ly/2X16qTT.

Grill, Bartholomäus: Sterbehilfe: ›Ich will nur fröhliche Musik‹. In: DIE ZEIT (8. 12. 2005). https://bit.ly/2ZKRVW8.

Grundmann, Thomas: Analytische Einführung in die Erkenntnistheorie. Berlin/Boston [2]2017.

Grunert, Marlene: Gericht gestattet aktive Sterbehilfe bei Demenz-kranken. In: Frankfurter Allgemeine Zeitung (21. 4. 2020). https://bit.ly/302FAgf.

Habermas, Jürgen: Religion in der Öffentlichkeit. Kognitive Voraussetzungen für den ›öffentlichen Vernunftgebrauch‹ religiöser und säkularer Bürger. In: Ders. (Hg.): Zwischen Naturalismus und Religion. Philosophische Aufsätze. Frankfurt a. M. 2005, 119–154.

Hartmann, Julia/Förstl, Hans/Kurz, Alexander: Suizid bei beginnender Demenz. Medizinische und ethische Fragen. In: Zeitschrift für Medizinische Ethik 55/4 (2009), 343–350.

van der Heide, Agnes/van Delden, Johannes J. M./Onwuteaka-Philipsen, Bregje D.: End-of-Life Decisions in the Netherlands over 25 Years. In: New England Journal of Medicine 377/5 (2017), 492–494.

Hegselmann, Rainer/Reinhard Merkel (Hg.) Zur Debatte über Euthanasie: Beiträge und Stellungnahmen. Frankfurt a. M. 1991.

Herrndorf, Wolfgang: Arbeit und Struktur. Berlin 2013.

Hoerster, Norbert: Sterbehilfe im säkularen Staat. Frankfurt a. M. 1998.

Hoppe, Jörg-Dietrich: Eröffnungsrede zum Deutschen Ärztetag (2006). https://bit.ly/3f64f7G.

Huster, Stefan: Die ethische Neutralität des Staates. Tübingen 2017.

Jakobs, Günther: Tötung auf Verlangen, Euthanasie und Strafrechtssystem. München 1998.

Jecker, Nancy S.: Against a Duty to Die. In: Virtual Mentor 16/5 (2014), 390–394.

Jox, Ralf J./Black, Isra/Borasio, Gian Domenico u. a.: Voluntary Stopping of Eating and Drinking: Is Medical Support Ethically Justified? In: BMC Medicine 15/1 (2017), o. S.

Jox, Ralf J./Borasio, Gian Domenico: Kommentar zum Gesetz zur Strafbarkeit der geschäftsmäßigen Förderung der Selbsttötung aus medizinischer Sicht. In: Gian Domenico Borasio/Ralf J. Jox/Jochen Taupitz/Urban Wiesing (Hg.): Assistierter Suizid: Der Stand der Wissenschaft. Berlin/Heidelberg 2017, 137–141.

Kaufmann, Peter/Trachsel, Manuel/Walther, Christian: Sterbefasten. Stuttgart 2020.

Kontrollkommission Sterbehilfe: Jahresbericht 2018 (2019). https://bit.ly/2OLSh8u.

Kouwenhoven, Pauline SC/Raijmakers, Natasja JH/van Delden, Johannes JM u. a.: Opinions of Health Care Professionals and the Public after Eight Years of Euthanasia Legislation in the Netherlands: A Mixed Methods Approach. In: Palliative Medicine 27/3 (2013), 273–280.

Kruse, Andreas: Das Leben des demenzkranken Menschen bis zu seinem natürlichen Ende begleiten: Eine Alternative zum (ärztlich) assistierten Suizid. In: Psychiatrische Praxis 41/07 (2014), 392–393.

Lewis Penney: The Empirical Slippery Slope: From Voluntary to Non-voluntary Euthanasia. In: Journal of Law, Medicine, and Ethics 35/1 (2007), 197–210.

McIntyre, Alison: Doctrine of Double Effect. In: Edward N. Zalta (Hg.): The Stanford Encyclopedia of Philosophy (2019). https://stanford.io/2OJ49YX.

Miller, Franklin G./Brody, Howard: Professional Integrity and Physician-Assisted Death. In: Hastings Center Report 25/3 (1995), 8–17.

Müntefering, Franz: Debatte um Sterbehilfe: Gefährliche Melodie. In: Süddeutsche Zeitung (3. 1. 2014). https://bit.ly/2WKKEDS.

Nationaler Ethikrat: Selbstbestimmung und Fürsorge am Lebensende. Stellungnahme. Berlin 2006.

Nauck, Friedemann/Ostgathe, Christoph/Radbruch, Lukas: Ärztlich assistierter Suizid: Hilfe beim Sterben – keine Hilfe zum Sterben. In: Deutsches Ärzteblatt 111/3 (2014), A67–A71.

Olsson, Erik: Coherentist Theories of Epistemic Justification. In: Edward N. Zalta (Hg.): The Stanford Encyclopedia of Philosophy (2017). https://stanford.io/3g3kcge.

Oregon Health Authority: Death with Dignity Act Annual Reports (2020). https://bit.ly/3jpMDam.

Palliacura: Sterbefasten (2020). https://bit.ly/2CUfbIl.

Pettit, Philip: The Consequentialist Can Recognise Rights. In: The Philosophical Quarterly 38/150 (1988), 42–55.

Pratchett, Terry: Shaking Hands with Death. In: BBC.co.uk (2010). https://bbc.in/2WEE4OY.

Quante, Michael: Personales Leben und menschlicher Tod: Personale Identität als Prinzip der biomedizinischen Ethik. Frankfurt a. M. 2002.

Rachels, James: Active and Passive Euthanasia. In: The New England Journal of Medicine 292/2 (1975), 78–80.

Radbruch, Lukas/Münch, Urs/Maier, Bernd-Oliver: Palliativmedizin: Umgang mit Sterbewünschen. In: Deutsches Ärzteblatt 116/41 (2019), A1828–A1832.

Rawls, John: Eine Theorie der Gerechtigkeit. Frankfurt a. M. 1979 (engl. 1971).

Reiter, Udo: Selbstbestimmtes Sterben. Mein Tod gehört mir. In: Süddeutsche Zeitung (4. 1. 2014). https://bit.ly/3eM119h.

Rössler, Beate: Autonomie. Ein Versuch über das gelungene Leben. Berlin 2017.

Sachs, Gunter: Der Abschiedsbrief. In: Frankfurter Allgemeine Zeitung (8. 5. 2011). https://bit.ly/3oTiFmH.

SAMW (Schweizerische Akademie der Medizinischen Wissenschaften): Betreuung von Patientinnen und Patienten am Lebensende. Medizinisch-ethische Richtlinien (2004). https://bit.ly/
32MfBeq.

SAMW (Schweizerische Akademie der Medizinischen Wissenschaften): Medizin-ethische Richtlinien. Umgang mit Sterben und Tod
(2018a). https://bit.ly/3jtwYXp.

SAMW (Schweizerische Akademie der Medizinischen Wissenschaften):
Richtlinien ›Umgang mit Sterben und Tod‹: Stellungnahme zum
Entscheid der FMH (2018b). https://bit.ly/3jpqOYh.

Schaber, Peter: Selbstbestimmter Wille und das Recht auf assistierten
Suizid. In: Ethik in der Medizin 29/2 (2017), 97–107.

von Schirach, Ferdinand: GOTT. Ein Theaterstück. München 2020.

Schramme, Thomas: Rational Suicide, Assisted Suicide, and Indirect
Legal Paternalism. In: International Journal of Law and Psychiatry
36/5 (2013), 477–484.

Silverman, Morton M./Berman, Alan L./Sanddal, Nels D. u. a.: Rebuild-
ing the Tower of Babel: A Revised Nomenclature for the Study
of Suicide and Suicidal Behaviors. In: Suicide and Life-Threatening
Behavior 37/3 (2007), 264–277.

Singer, Peter: Bioethik und akademische Freiheit. In: Rainer Hegsel-
mann/Reinhard Merkel (Hg.): Zur Debatte über Euthanasie:
Beiträge und Stellungnahmen. Frankfurt a. M. 1991, 312–326.

Sullivan, Scott M.: The Development and Nature of the Ordinary/
Extraordinary Means Distinction in the Roman Catholic Tradition.
In: Bioethics 21/7 (2007), 386–397.

Sulmasy, Daniel P./Pellegrino, Edmund D.: The Rule of Double Effect:
Clearing up the Double Talk. In: Archives of Internal Medicine
159/6 (1999), 545–550.

Sumner, Leonard Wayne: Assisted Death. A Study in Ethics and Law.
New York 2011.

Tolmein, Oliver: TV-Kritik Günther Jauch. Der Abschiedsbrief von
Udo Reiter. In: Frankfurter Allgemeine Zeitung (20. 10. 2014).
https://bit.ly/32H5U18.

Wall, Steven: Perfectionism in Moral and Political Philosophy. In:
Edward N. Zalta (Hg.): The Stanford Encyclopedia of Philosophy
(2019). https://stanford.io/3hGPoDM.

Walther, Christian: Ein sanfter, kein grausamer Tod. In: Dr. med.
Mabuse 210/4 (2014), 36–38.

Wenar, Leif: Rights. In: Edward N. Zalta (Hg.): The Stanford Encyclopedia of Philosophy (2020). https://stanford.io/3fJ6vTz.

Wils, Jean-Pierre: Selbstverständliche Selbsttötung: Tragik und Tabu des Suizids. In: Deutschlandfunk (17. 5. 2020). https://bit.ly/3oxdxEz.

Wittwer, Héctor: Die Frage nach dem internen Ethos der Medizin und ihre Bedeutung für die Medizinethik. In Ders./Daniela Ringkamp (Hg.): Was ist Medizin? Der Begriff der Medizin und seine ethischen Implikationen. Freiburg/München 2018, 256–279.

Wittwer, Héctor: Das Leben beenden. Über die Ethik der Selbsttötung. Paderborn 2020.

WMA (World Medical Association): Declaration on Euthanasia and Physician-Assisted Suicide (2019). https://bit.ly/3eODtjW.

Woollard, Fiona/Howard-Snyder, Frances: Doing vs. Allowing Harm. In: Edward N. Zalta (Hg.): The Stanford Encyclopedia of Philosophy (2016). https://stanford.io/3jsptjJ.

YouGov: Große Mehrheit würde ärztlich assistierten Suizid legalisieren (2015). https://bit.ly/2OJx27o.

YouGov: Sterben lassen sollte erlaubt sein (2019). https://bit.ly/2WBE2aP.

Weiterführende Literatur

Ariès, Philippe: Geschichte des Todes. München ²1980 (frz. 1977).

Bormuth, Matthias: Ambivalenz der Freiheit. Suizidales Denken im 20. Jahrhundert. Göttingen 2008.

Brandt, Hartwin: Am Ende des Lebens. Alter, Tod und Suizid in der Antike. München 2010.

De Ridder, Michael: Wie wollen wir sterben? Ein ärztliches Plädoyer für eine neue Sterbekultur in Zeiten der Hochleistungsmedizin. München 2010.

Streeck, Nina: Jedem seinen eigenen Tod: Authentizität als ethisches Ideal am Lebensende. Frankfurt a. M. 2020

Tugendhat, Ernst: Über den Tod. Frankfurt a. M. 2006.

Willemsen, Roger (Hg.): Der Selbstmord. Briefe, Manifeste, literarische Texte. Köln 2002.

Wittwer, Héctor: Selbsttötung als philosophisches Problem. Über die Rationalität und Moralität des Suizids. Paderborn 2003.

Printed in the United States
By Bookmasters